シンプル＆ミニマム

保健指導・行動変容支援ガイド

♯実践ワークシート付

足達淑子 著

医歯薬出版株式会社

This book is originally published in Japanese
under the title of：

SHINPURU ANDO MINIMAMU HOKENSHIDO・KODOHENYO SHIEN GAIDO
JISSEN WAKUSHITO TSUKI
(Lifestyle Counselor's Guide for Behavior Change)

ADACHI, Yoshiko
Institute of Behavioral Health

ISHIYAKU PUBLISHERS, INC.
7-10, Honkomagome 1 chome, Bunkyo-ku,
Tokyo 113-8612, Japan

表紙・本文デザイン
松 利江子　Matsu, Rieko

改訂の序

本書は，特定健診・特定保健指導の第3期実施運用の見直しに合わせて，初版『行動変容をサポートする保健指導バイタルポイント―情報提供・動機づけ支援・積極的支援―』(2007年) を改訂改題したものです．本事業は，40歳から74歳までを対象とする，法定の生活習慣病予防の国家的プロジェクトであり，各保険者は2008年の導入時から，健診と保健指導の実施率向上に向けて工夫と努力を重ねてきました．約10年を経て健診の受診率が50％と増加した一方，保健指導の実施率は18％と低迷しており，普及定着に課題を残しています．保健指導を受けた者では一定の健康効果が確認されていることから，本事業普及へは大きな期待が寄せられています．しかし現場の正直な感想は，「すでにできることはしてきた」「これ以上何ができるか」というものではないでしょうか．

第3期では，それらの声を汲み取ってか，運用の見直しを行い，面接実施，評価時期などのバリエーションを増やし，現場における柔軟な選択や対応の余地を担保しています．しかし「標準的な健診・保健指導プログラム (平成30年度版)」のボリュームは約380頁と第1期の2倍を超え，保健指導実施者に求められる能力や技術は8項目にわたって専門的かつ高度に詳述されています．これを20分程度の面接時間で行うことは神業に近いといえるでしょう．

行動変容支援はつまるところ「相手ができそうなことを一緒に探し，その気になるように励まして，見守る」ことであり，そのために必要なスキルはさほど多くはありません．そして適切な情報と，きっかけとなる刺激や働きかけがあれば，自ら習慣改善を成し遂げられる人は，専門家が思うよりはるかに多いのです．これは筆者が多くの行動変容介入から学んだ要諦です．そこでは「シンプル＆ミニマム」が決め手となります．

本書では，これらの知見と現場担当者との意見交換を生かして，指導者にゆとりをもたらす簡便なツール(質問票やワークシートなど)を活用した「シンプル＆ミニマム」な保健指導を提案することとしました．本書の購入者は，保健指導実施にかぎり，ツールのPDFファイルをダウンロードして使用することが可能です．

ツールの掲載にあたっては，事業開始前の出版であった初版からすでに周知されたと思われる箇所は省き，“減量”だけでなく対象者の関心の在処《ありか》に応じた提案ができるよう，“身体活動”“食事”“睡眠”“飲酒”“禁煙”などのプログラムも盛り込みました．指導者が本事業の原点に立ち返り，「自分にできそうなこと」を新たに開拓するために，本書を役立てていただければ幸いです．

2019年11月　　**足達淑子**

初 版 の 序

平成20年度からの「標準的な健診・保健指導プログラム」では，メタボリックシンドローム（内臓脂肪症候群；以下MetS）に焦点をあてた健診と保健指導が医療保険者に義務づけられた．そこでのキーワードは行動変容・セルフケア推進である．

MetS対策イコール体重コントロールであるから，これはしごく当然の帰結だろう．減量に行動療法が有効不可欠であることは，すでに20年前に評価が定まっている．そして減量や肥満予防には「食べ過ぎずによく動くこと」が大切．これも今や誰でも知っている常識だろう．ところが，「わかってはいても」なかなか実行できないのがわれわれの実際である．

同じように，行動変容に至らしめる保健指導が必要であることを理解できても，指導者が即実行できるわけではない．それは楽器の演奏と同じように，学習と実践によって得られる技能だからである．そして，何より習得したいという指導者自身の意欲が重要であろう．行動療法は，今や多くの領域でエビデンスのある精神（心理）療法と認められている．にもかかわらず，日本では驚くほど学問も応用も遅れている．それには，上記の困難さ以外にもいくつも理由があるだろうが，この普及の遅れは，公衆衛生上の大きな損失に思われる．

今回の特定保健指導は，「医師，保健師，管理栄養士は肥満の行動療法が実施できる」あるいは「一定の研修によって実施できるようになる」という前提で計画されている．肥満の行動療法は標準化が可能であり，体重コントロールは行動療法の入門としては最適なテーマであろう．意欲と関心をもって取り組めば，初心者であってもそれなりの手ごたえをつかむこともできるだろう．そして，それには，基本的な行動療法のものの見方や考え方の基本や行動原理を学習し，実践によって理解を深めるのが早道で望ましい．

そこで，本書では，現場の指導者向けに「情報提供」「動機づけ支援」「積極的支援」という特定保健指導における階層化された指導区分に沿って，行動療法の立場から押さえておきたい必要不可欠なエッセンスを整理することにした．

実際の「標準的プログラム（確定版）」では方法について細かな取り決めがなされているが，本書は，あくまでもプログラムの目的である「行動変容にいたらしめる指導」に必要な内容は何かという視点にたっている．プログラムの解説は本書の目的ではないが，読者の便宜のために，著者の理解する範囲で概略と要点を再構成して資料に加えた．前著「ライフスタイル療法Ⅰ—生活習慣改善のための行動療法」，「ライフスタイル療法Ⅱ—肥満の行動療法」も併せて読んでいただければ，さらに理解が深まるはずである．今回の制度改革が行動療法の正しい普及のきっかけになり，本書がそのために少しでも役立つことを期待する．

2007年8月　　**足達淑子**

質問票，ワークシートのダウンロードについて

本書の4～13頁に掲載されている質問票，ワークシートのPDFファイルを以下の方法でダウンロードすることができます．

PDFファイルの入手方法

1. 以下のURLを入力するかQRコードを読み込んでダウンロードサイトへアクセスします．
   URL：https://www.ishiyaku.co.jp/ebooks/707480/
   QRコード：
   ※フィーチャーフォン（ガラケー）には対応しておりません．
2. 以下のパスワードを入力してログインします．
   パスワード：ut4A71
3. 該当項目をクリック／タップするとPDFをダウンロードすることができます．

PDFファイル使用上の注意

1. 本PDFファイルは本書の読者が対象者への直接保健指導を行う場合にのみ，必要な枚数に限って印刷して使用することができます．本書の読者以外による使用や目的外での使用を固く禁じます．
2. 本PDFファイルは必ず印刷して対象者に渡してください．PDFファイル自体の頒布や送信は禁じます．
3. 本PDFファイルは必ずそのまま印刷することとし，一切の加筆や削除，内容の修正は禁じます．
4. 本PDFファイルを病院の電子カルテシステムに搭載するなど，読者の保有する端末以外に保存することはできません．
5. 本PDFファイルの著作権は著者の足達淑子先生に帰属します．

●注意事項
お客様がご負担になる通信料金について十分にご理解のうえご利用をお願いします．

●お問合せ先
以下のお問い合わせフォームよりお願いいたします．
URL：https：//www.ishiyaku.co.jp/ebooks/inquiry/

※本サービスは事前の予告をすることなく，内容等の一部または全部を変更，追加，削除，また，サービス自体を終了する可能性があります．予めご了承ください．

シンプル&ミニマム
保健指導・行動変容支援ガイド
実践ワークシート付

CONTENTS

改訂の序 …… iii
初版の序 …… iv
質問票，ワークシートのダウンロードについて …… v

Part I —ワークシートを活用した 保健指導・行動変容支援のすすめ

1—ゆとりある保健指導に役立つワークシート …… 2
#「初回面談」の案内文（例） …… 3
#ライフスタイル質問票（1） …… 4
#ライフスタイル質問票（2） …… 5
#ワークシート（1）減量編 …… 6
#ワークシート（2）身体活動編 …… 7
#ワークシート（3）食事編 …… 8
#ワークシート（4）睡眠編 …… 9
#飲酒についての質問票 …… 10
#ワークシート（5）飲酒編 …… 11
#タバコについての質問票 …… 12
#ワークシート（6）禁煙編 …… 13
2—シンプル＆ミニマムな保健指導の進め方—3つの提案 …… 14
3—シンプル＆ミニマムな保健指導を支えるMyエビデンス …… 20

Part II —ゆとりある 保健指導・行動変容支援の実際

Step 1 基本ポイント

1—特定健診・特定保健指導—これまでの成果と今後の課題は …… 30
2—特定健診・特定保健指導—第３期の変更点のポイントと狙いは …… 32
3—行動変容にいたる指導の要点とは …… 34
4—指導者の悩みと陥りやすい思考のわなとは …… 36
5—指導を受ける人はどんなふうに思っているか …… 38
6—習慣が変わるのはどんなときか …… 40
7—行動変容に必要なアセスメントとはどういうことか …… 42
8—健康行動が起きるのはどんなときか …… 44
9—指導の際，意識しておくべき行動の原理とは …… 46
10—自分の指導が相手に与える影響をどう理解するか …… 48
11—情報提供，動機付け支援，積極的支援を行動モデルで理解すると
どうなるか …… 50

Step2 情報提供

1—メタボリックシンドロームで押さえておきたい情報提供のエッセンスは …… 52
2—必要な知識をどう絞りこむか …… 54
3—興味を持ち，注目してもらうためには …… 56
4—わかりやすくするためのポイントは …… 58
5—今より多く動くためにできそうなことは …… 60
6—減量のための食事指導で欠かせないことは …… 62
7—休養・睡眠はどうして大切か …… 64

Step3 動機付け支援

1—動機付け支援の要点は …… 66
2—短時間で相手の心を開くには …… 68
3—相手の準備性をどのようにキャッチするか，そのための質問は …… 70
4—実行可能な目標行動をたてるには …… 72
5—やる気のない人にどうするか …… 74
6—さしあたり困らない，健康のイメージがあいまいな人には …… 76
7—面倒だからできそうもない，忙しすぎると考えている人には …… 78
8—以前にも努力したけれど，効果がなかったという人には …… 80

Step4 積極的支援

1—積極的支援の初回面接で，動機付け支援に加える要素は …… 82
2—今後の計画について理解と納得を得るには …… 84
3—目標行動を確実に実行させるには …… 86
4—目標行動が実施できたかどうかを確認するにはどの時期が適切か …… 88
5—導入期としての目安はどの程度か …… 90
6—記録が嫌という人にはどうするか …… 92
7—達成感を実感させるには …… 94
8—がんばりすぎる人にはどうするか …… 96
9—たったこれだけと，がっかりする人には …… 98
10—くじけそうな場面への対処法は …… 100
11—電話やメールのタイミングはどうつかむか …… 102
12—その場ではやる気があるというが，実行にいたらない人には …… 104

索引 …… 106

Part Ⅰ

ワークシートを活用した
保健指導・
行動変容支援のすすめ

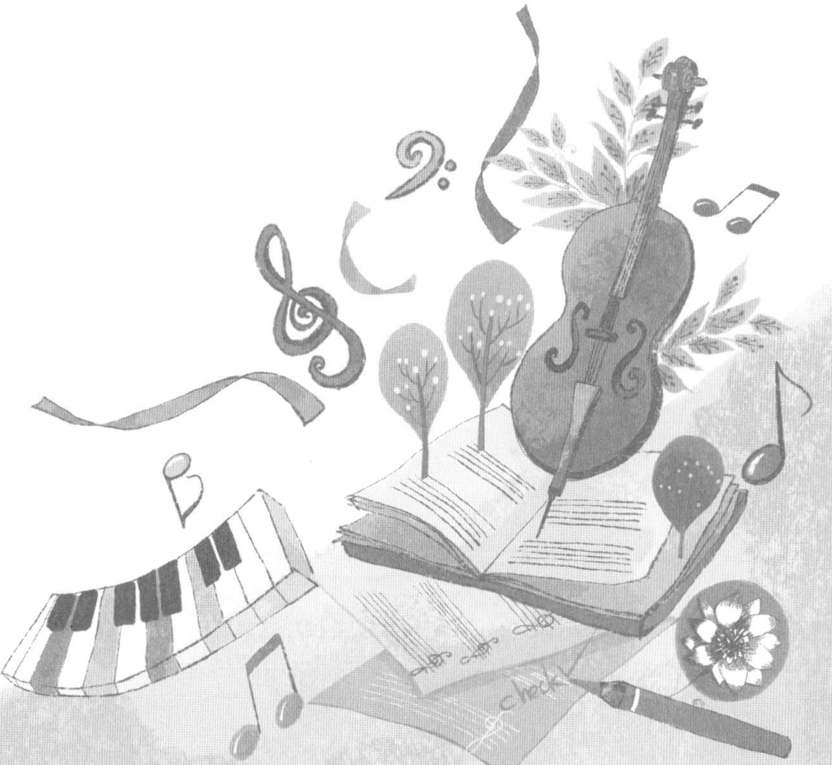

1 ゆとりある保健指導に役立つワークシート

流れにそったワークシートの使い方

本書では，ゆとりある保健指導のために，以下のような実際の流れにそったシンプル＆ミニマムな導入をおすすめします．次頁からの案内文，ライフスタイル質問票，そして行動変容のためのワークシート（減量編，身体活動編，食事編，睡眠編，飲酒編，禁煙編）は，対象者が自分で課題をみつけ目標行動を設定・選択できるようにつくられており，本書の購入者はPDFファイルをダウンロードして活用することができます（v頁参照）．

特定保健指導を対象者の健康保持に役立たせるために，行動変容支援の視野を“減量”から生活全体へ広げていただければ幸いです．後述の「2 シンプル＆ミニマムな保健指導の進め方―3つの提案」と「3 シンプル＆ミニマムな保健指導を支えるMyエビデンス」を読み，それぞれの意図するところを理解したうえで，活用していただくとよいでしょう．

- ライフスタイル質問票は案内文に同封し，記入したものを持参してもらうか，面談前の待ち時間に記入してもらっておきます．
- 面談ではこの質問票と標準的質問票を参考に，相談や質問があればそこから始めるとスムーズに進められるでしょう．
- 減量したい人には“減量編”に，それ以外の人では，他の生活習慣から「変えたいと思っている」ことにテーマを絞りこんで，ワークシートに記入してもらいましょう．応用すれば歯磨きやスキンケア，腰痛予防などに広げることができます．
- 記入済みのワークシートをみながら，何ができそうかを話し合い，目標を設定して，次のスケジュールを共有します．

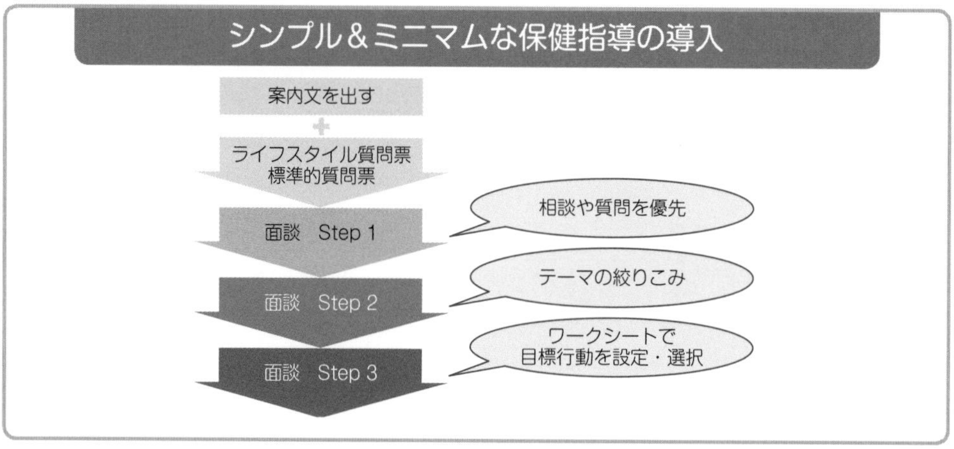

「初回面談」の案内文（例）

○○　○○ 様

健康保険組合　○○○○

健診結果の送付と初回面談日程のお知らせ

健診の結果，あなたは本年度の健康づくりプログラムの対象となりました（下記参照）．

本プログラムでは，自己コントロールで健康習慣を身につけるお手伝いをいたします．

まず手始めに，「初回面談」にぜひご来談ください．ライフスタイルカウンセラー（管理栄養士か保健師）が，現状をふまえ無理なくできそうな生活の工夫を一緒に検討させていただきます．またできる範囲でご相談もお受けします．

日ごろのわずかな心がけで，長い間には大きな差がでてきます．この機会に，いきいきと若々しくすごすために，今できることから取り組みませんか？

★健診の結果「赤信号」「黄信号」に該当しました．
ご自分の健診結果をみながら，あてはまるところに印をつけてみてください．

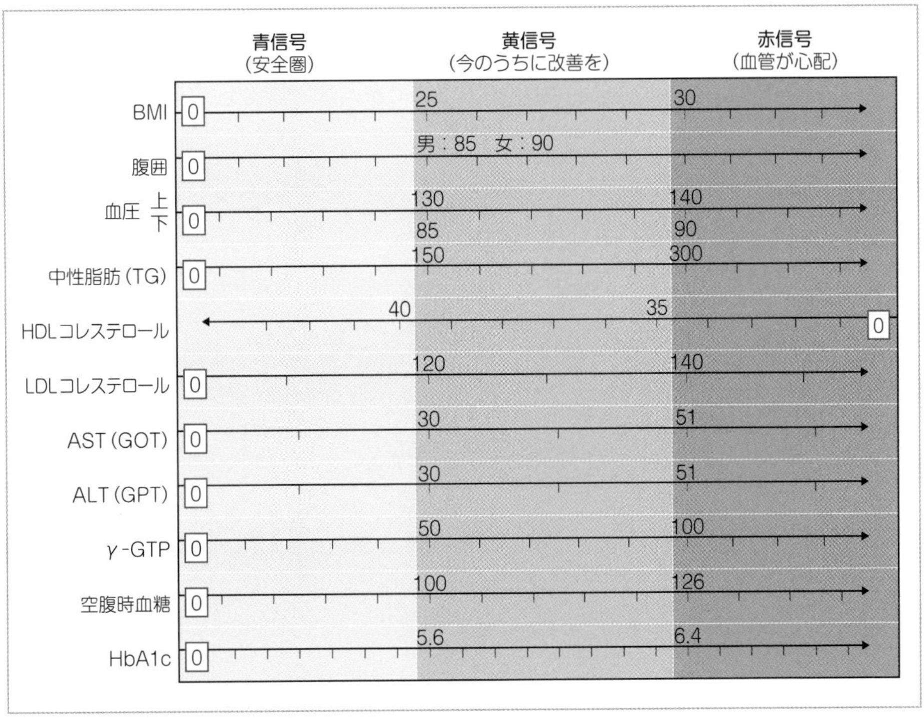

プログラムの流れは同封のパンフレットをご覧ください．事前に質問票に記入をお願いします．

面談予定：20●●年●月●日（●）10：00～10：30

※ご都合により変更を希望される際などはお気軽にご連絡ください．
【担当　○○課　○○　○○（名前）　Tel　　　　　，E-mail　　　　　】

https://www.ishiyaku.co.jp/ebooks/707480/?cid=01

ライフスタイル質問票（1）

深く考えず，最近2週間くらいを振り返ってお答えください．

動き方

1．現在の身体活動量や運動量をどう思いますか？

①十分だ　②まあまあ　③どちらともいえない　④やや不足　⑤かなり不足

2．今の状況に当てはまるものを**「できている＝①」**から**「できていない＝⑤」**の**5段階**から選び○をしてください．また，これから改善したい・取り組みたいと思う項目すべてに☑を入れてください．

	①できている　③どちらともいえない　⑤できていない	改善したい
例）	①－－－－②－－－－(③)－－－－④－－－－⑤	☑
1日に10,000歩（運動，生活活動含む）歩く	①－－－－②－－－－③－－－－④－－－－⑤	☐
通勤，散歩などで1日20分以上歩く	①－－－－②－－－－③－－－－④－－－－⑤	☐
歩数を数えている（歩数計など）	①－－－－②－－－－③－－－－④－－－－⑤	☐
エレベータの代わりに階段を利用する	①－－－－②－－－－③－－－－④－－－－⑤	☐
歩いていける所へは歩く	①－－－－②－－－－③－－－－④－－－－⑤	☐
定期的な運動（ジム，自転車）を週1回以上	①－－－－②－－－－③－－－－④－－－－⑤	☐
ストレッチや柔軟（ラジオ）体操を1日10分以上	①－－－－②－－－－③－－－－④－－－－⑤	☐
スクワット，片足立ちなど筋力を保つ運動	①－－－－②－－－－③－－－－④－－－－⑤	☐

睡眠・休養

1．現在の眠りをどう思いますか？

①満足だ　②まあまあ　③どちらともいえない　④やや不足　⑤かなり不足

2．次のような睡眠についての問題がありますか？（いくつでも）

①寝つき　②熟睡できない　③睡眠時間の確保　④足がむずむず　⑤途中で覚醒
⑥足が痙攣　⑦目覚めが早い

3．今の状況に当てはまるものを**「できている＝①」**から**「できていない＝⑤」**の**5段階**から選び○をしてください．また，これから改善したい・取り組みたいと思う項目すべてに☑を入れてください．

	①できている　③どちらともいえない　⑤できていない	改善したい
例）	①－－－－②－－－－(③)－－－－④－－－－⑤	☑
最低6時間の睡眠時間を確保する	①－－－－②－－－－③－－－－④－－－－⑤	☐
就寝・起床時刻が決まっている	①－－－－②－－－－③－－－－④－－－－⑤	☐
朝，目が覚めたらすぐに起きあがる	①－－－－②－－－－③－－－－④－－－－⑤	☐
寝室ではテレビを見ない，仕事をしない	①－－－－②－－－－③－－－－④－－－－⑤	☐
夜，ぬるめのお湯でゆっくり入浴	①－－－－②－－－－③－－－－④－－－－⑤	☐
寝る1時間前までにスマホやメールを終える	①－－－－②－－－－③－－－－④－－－－⑤	☐
昼寝は午後3時までに30分以内	①－－－－②－－－－③－－－－④－－－－⑤	☐

4．睡眠時間は・・・・・・・・・・・・・・・・・　平日（約　　　　）時間・休日（約　　　　）時間

ライフスタイル質問票（2）

食べ方・嗜好品

1. 現在の食生活をどう思いますか？

①とても充実　②まあまあ　③どちらともいえない　④やや乏しい　⑤かなり乏しい

2. 今の状況に当てはまるものを**「できている＝①」**から**「できていない＝⑤」**の**5段階**で選び○をしてください．また，これから改善したい・取り組みたいと思う項目すべてに☑を入れてください．

	①できている		③どちらともいえない		⑤できていない	改善したい
例）	(①)	②	③	④	⑤	☑
朝食は必ず食べる	①	②	③	④	⑤	☐
寝る2時間前までに食べ終える	①	②	③	④	⑤	☐
腹八分目にとどめる	①	②	③	④	⑤	☐
規則的に3食食べる	①	②	③	④	⑤	☐
魚料理は週4回以上	①	②	③	④	⑤	☐
海藻類やきのこ，根菜類を毎日食べる	①	②	③	④	⑤	☐
野菜類は毎日食べる	①	②	③	④	⑤	☐
納豆，豆腐などの大豆製品を毎日食べる	①	②	③	④	⑤	☐
外食，コンビニ弁当は週3回以内	①	②	③	④	⑤	☐
ゆっくりとよくかんで食べる	①	②	③	④	⑤	☐

3. 飲酒は　☐飲む（週に　　）日　☐やめた　☐ほとんど飲まない（飲まない）

└→ 1回の平均飲酒量は　①ビール（大・中　　本）　②日本酒（　　合）　③焼酎（　　杯）
④ウイスキー（S・W　　杯）　⑤その他（　　　　　　　）

4. タバコは　☐吸う　（1日　　本）　☐やめた　☐吸わない

└→ 禁煙について
①できれば禁煙したい　②あきらめている　③考えたことがない　④やめるつもりはない

5. 体重測定は・・・・・・・・・・・・・☐毎日　☐時々（　　回／月）　☐測らない

体とこころの状態

1. あなたの現在の健康状態はいかがですか？

①よい　②まあよい　③ふつう　④あまりよくない　⑤よくない

2. 何か気になる症状はありますか？　☐特にない　☐ある → あてはまるものに☑いくつでも

☐ 腰痛など体の痛み　☐ 肩こりなど筋肉のこり　☐ 鼻炎・耳鳴り　☐ 口臭・歯の違和感など
☐ 湿しんなど皮膚のかゆみ　☐ ぜんそく　☐ 食欲がない　☐ 下痢・便秘など胃腸の不調
☐ 肥　満　☐ 疲労感　☐ 消耗する　☐ だるい
☐ 集中困難　☐ 忘れっぽい　☐ イライラ　☐ 緊張しがち
☐ ゆううつ　☐ 不　安　☐ 不機嫌　☐ めまい
☐ 頭　痛　☐ 吐き気・胸やけ　☐ その他（　　　　　）

食べ方，動き方，睡眠などの習慣や，ストレス（メンタル）など，「相談したい」ことをお書きください．

https://www.ishiyaku.co.jp/ebooks/707480/?cid=03

ワークシート(1)　目標行動設定とセルフモニタリング　減量編

4週間だけ，できそうなことにチャレンジしてみましょう．

Step 1 できそうなことを具体的に決める

下記の行動が「できている」か「できそう」か「できそうもない」かを考えて，当てはまる欄に○を．
「頑張れば7～8割できそう」に○がついた項目から，実行すること（3～4つ）を選びます．

あてはまるところに○を→	できている	頑張れば7～8割できそう	できそうもない	実行目標
食べ方				
腹八分目				
ご飯はお茶わん1杯，パンなら食パン1枚				
揚げ物（天ぷら，フライ）は週に3回まで				
牛乳，ヨーグルトは低脂肪に				
マヨネーズ，ドレッシングを低カロリー，ノンオイルに				
外食では和定食を選ぶ				
丼もののご飯は全部食べずに残す				
甘い清涼飲料水を飲まない				
お菓子は1日1個まで				
酒は日本酒1合（ビール500 mL）まで				
酒のつまみは低カロリー食品(野菜スティックなど)に				
休肝日を週に2日以上				
寝る2時間前までに食べ終える				
夕食後は食べない				
野菜を1日2食以上				
魚料理を週に4回以上				
動き方				
通勤，買い物などで1日40分以上歩く				
1日30分以上の早歩き・ウォーキング				
1日10,000歩以上歩く				
ストレッチや柔軟体操を1日15分以上				
掃除や家事で1日30分以上動く				
筋肉運動を週に3回				
エスカレータ，エレベータを階段に				
ジムやサークル参加で定期的に運動				
テレビを見る時間は1時間以内				
こまめに動いてじっとしている時間を減らす				

Step 2 決めた行動を目標欄に記入して，**4週間，**記録しながら実行する

［記録のしかた］実行できた日は○，半分できた日は△，できなかった日は×を記入

ここに目標を記入	1週目							2週目						
日にち→														
曜日（休日に●）→														
・気がついたこと ・気持ちや体調の変化														

ワークシート(2)　目標行動設定とセルフモニタリング

身体活動編

4週間だけ，できそうなことにチャレンジしてみましょう.

Step 1 できそうなことを具体的に決める

下記の行動が「できている」か「できそう」か「できそうもない」かを考えて，当てはまる欄に○を.
「頑張れば7～8割できそう」に○がついた項目から，実行すること（3～4つ）を選びます.

あてはまるところに○を→	できている	頑張れば7～8割できそう	できそうもない	実行目標
毎日合計60分以上は歩いたり動いたりする				
軽く汗をかくような運動（30分以上）を週２回行う				
歩幅を広げて速く歩く				
15分以内なら自転車か徒歩で移動する				
エスカレータ（エレベータ）ではなく階段を使う				
毎日１度は外出する				
ストレッチやラジオ（テレビ）体操を10分以上				
スクワットや片足立ちなどの筋肉運動を週３回				
掃除，洗濯，草むしりなどで，こまめに動く				
楽しみながら動ける活動を続ける				
日中戸外で１時間以上光を浴びる（曇の日も）				
６時間の睡眠時間を確保する				
歩きやすい靴を履く				
デスクワークは１時間ごとに立って動く				
休日も洗車，庭仕事，外出で動く				
通勤は一駅前で降りて歩く				
ショッピングは妥協せずに歩いて探す				
友達と一緒に遊びながら動く				
歩数計をつけてモニターする				
仕事に疲れたら軽く動いて気分転換をする				
テレビを見るのは１日２時間まで				
コマーシャルになったら，立ち上がって水を飲みに行く				

Step 2 決めた行動を目標欄に記入して，4週間，記録しながら実行する

［記録のしかた］実行できた日は○，半分できた日は△，できなかった日は×を記入

ここに目標を記入	1週目							2週目						
日にち→														
曜日（休日に●）→														
・気がついたこと ・気持ちや体調の変化														

https://www.ishiyaku.co.jp/ebooks/707480/?cid=05

ワークシート(3)　目標行動設定とセルフモニタリング

食事編

4週間だけ，できそうなことにチャレンジしてみましょう.

Step 1 できそうなことを具体的に決める

下記の行動が「できている」か「できそう」か「できそうもない」かを考えて，当てはまる欄に◯を.
「頑張れば7～8割できそう」に◯がついた項目から，実行すること (3～4つ) を選びます.

あてはまるところに◯を→	できている	頑張れば7～8割できそう	できそうもない	実行目標
よくかんでゆっくり食べる				
食べ始めはおかずから				
家族や友人と楽しく食べる				
朝食を毎日食べる				
寝る2時間前までに食べ終える				
ベスト体重と食事量に気をつける				
腹八分目				
意識的に動く				
外食・コンビニは1日1回まで				
買うときは栄養成分表示を見る				
地域の食材や旬の食べ物を意識する				
買い過ぎに注意し，食材を使い切る				
冷蔵庫の中身を把握しておく				
「ながら食い」をしない (テレビや本など)				
主食　(米，パン，麺類) を毎食				
野菜を1日2食以上				
豆腐・納豆など大豆製品を毎日				
海藻，きのこ類などを週に3日以上				
あじ，いわし，さばなどの青魚を週3回				
肉は脂肪の少ない部位を選ぶ				
果物は量を決めて毎日				
牛乳，チーズなど乳製品を毎日				
卵は1日1個程度				
揚げ物・脂肪の多い肉は控える				
麺類の汁は残す				
漬物，塩鮭，佃煮は控える				
清涼飲料水は控える				
スイーツは1日1個まで				
酒は日本酒1合 (ビール500 mL) まで				

Step 2 決めた行動を目標欄に記入して，**4週間，**記録しながら実行する

[記録のしかた] 実行できた日は◯，半分できた日は△，できなかった日は×を記入

ここに目標を記入	1週目							2週目						
日にち→														
曜日 (休日に●)→														
・気がついたこと ・気持ちや体調の変化														

ワークシート(4)　目標行動設定とセルフモニタリング

睡眠編

4週間だけ，できそうなことにチャレンジしてみましょう．

Step 1 できそうなことを具体的に決める

下記の行動が「できている」か「できそう」か「できそうもない」かを考えて，当てはまる欄に○を.
「頑張れば7～8割できそう」に○がついた項目から，実行すること(3～4つ)を選びます．

あてはまるところに○を→	できている	頑張れば7～8割できそう	できそうもない	実行目標
朝決まった時刻に起きる(前後1時間内の差に)				
計画的に午後3時までに15～30分の仮眠をとる				
夕方5～6時くらいに，速歩などの運動をする				
休日は30分以上ウォーキング				
今より15分以上多く歩く(一駅分歩く，階段利用など)				
眠くなってから，寝床に入る				
飲み物でもよいから(牛乳1本など)朝食をとる				
コーヒー，濃い緑茶などカフェイン摂取は1日2杯まで				
仕事中は90分ごとに一息入れる				
就寝前1時間はリラックスタイムとする				
夕食後，ぬるめのお風呂にゆっくりと入る				
6時間の睡眠時間を確保する				
日中戸外で1時間以上光を浴びる(曇の日も)				
寝つくための飲酒をやめる				
寝る2時間前までに夕食を終わらせる				
刺激的なテレビや難しい話は就寝2時間前までに				
朝目覚めたら，ぐずぐずせずにさっと起床				
寝床で食べたり，テレビを見たりしない				
寝室の環境を，静かに適温にする				
夕食後は照明を暗くする(間接照明)				
週2回は寝る3時間前までに帰宅する				
週1回は残業なしの日をつくる				

Step 2 翌朝，忘れないうちに記録．月曜日の分は火曜日の朝に．**4週間**で睡眠の改善が期待できます

[記録のしかた] 目標行動は○ △ ×で，熟睡感，寝起きの気分，日中の眠気は0～5点で評価

	1週目						
日にち→							
目標を記入　曜日(休日に●)→							
・熟睡感(最も良い5点　最も悪い0点)							
・寝起きの気分　(0～5点)							
・日中の眠気　(0～5点)							
・寝るために使った薬，お酒など							

https://www.ishiyaku.co.jp/ebooks/707480/?cid=07

飲酒についての質問票

「できればなんとかしたい」と思っている人もいない人も，今のありのままを評価してみましょう

1．この1年で1日に3合以上飲んだことは？
①ある→　　②ない

2．アルコール類を飲む頻度は？　① 月に1回以下　② 月に2〜4回
③ 週に2〜3回　④ 週に4回以上

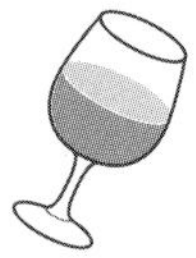

3．1日に飲む量は？（日本酒にして）　① 1合以下　② 2合以下
③ 3合以下　④ 3〜5合　⑤ 5合以上

＜参考＞　日本酒1合（180mL）に相当するお酒の種類と量
◆ビール（発泡酒）→中ビン1本（500 mL）　◆焼酎→20度（135mL）/35度（80 mL）
◆缶チューハイ→7度（1缶＝350 mL）　◆ウイスキー→ダブル（1杯＝60 mL）
◆ワイン→グラス2杯（240 mL）

4．1週間あたりの飲酒量は合計するとどれくらいになりますか？（　　　）合くらい/週
それは男性（＜64歳）では10合以上，女性あるいは65歳以上の男性では5合以上になりますか？
①はい→　　②いいえ

5．過去1年間のチェック
*1毎月とは月に1回はあるが毎週より少ない，*2毎週とは週に1回はあるが毎日よりは少ない

点	0	1	2	3	4
アルコールを飲む頻度は	ない	≦1回/月	2〜4回/月	2〜3回/週	≧4回/週
1回に飲む量は（日本酒にして）	≦1合	≦2合	≦3合	3〜5合	≧5合
1回に日本酒換算で3合以上飲むことが	ない	≦1回/月	毎月*1	毎週*2	（ほぼ）毎日
飲み始めて途中でやめることができなかったことが	ない	≦1回/月	毎月	毎週	（ほぼ）毎日
飲酒のせいで普通ならできることができなかったことが	ない	≦1回/月	毎月	毎週	（ほぼ）毎日
深酒をして朝迎え酒が必要だったことが	ない	≦1回/月	毎月	毎週	（ほぼ）毎日
飲酒後に罪悪感や後悔したことが	ない	≦1回/月	毎月	毎週	（ほぼ）毎日
前夜のことを思い出せなかったことが	ない	≦1回/月	毎月	毎週	（ほぼ）毎日
飲酒のせいであなたか誰かが怪我をしたことが	ない		ない（この1年で）		ある（この1年で）
家族や友人，専門家から減酒するよう言われたことが	ない		ない（この1年で）		ある（この1年で）
合計（　　　　　）点					

合計**12点以上**は「問題飲酒」，男で≧**8点**，女で≧**4点**は「リスク」とされています．

6．お酒を減らしたいと思いますか？
①いつも思う　②ときどき思う　③どちらともいえない　④思わない
健康を害さず，いつまでもお酒をおいしく楽しめるように，「できそうなこと」にとりかかりませんか．

飲酒による健康障害：肝臓病，心臓病，うつ病，脳卒中，胃出血，糖尿病，高血圧，
がん（口腔，咽頭，喉頭，食道，肝臓，大腸，乳房），
脳の萎縮，人格変化，認知症（60歳以上のアルコール依存症の20%）

足達淑子編『ライフスタイル療法Ⅰ　第4版』68頁（医歯薬出版，2014年）より改変転載．

ワークシート(5)　目標行動設定とセルフモニタリング

飲酒編

4週間だけ，できそうなことにチャレンジしてみましょう．
この方法で半減した人たちがいます．

Step 1 できそうなことを具体的に決める

下記の行動が「できている」か「できそう」か「できそうもない」かを考えて，当てはまる欄に○を．
「頑張れば7～8割できそう」に○がついた項目から，実行すること（3～4つ）を選びます．

あてはまるところに○を→	できている	頑張れば7～8割できそう	できそうもない	実行目標
飲酒の機会を減らす				
飲酒量を減らす				
1回に飲む量を決める				
本当に飲みたい日だけ飲む				
休肝日を決める				
自分から誘わない				
なるべく自宅で飲む				
誘われたときに上手に断る				
つがれるお酒は避けて，つぎ上手に				
飲まなかった日の酒代を貯める				
飲まない日に行うことを決める				
適度に食べながら，ゆっくり飲む				
水を飲みながら飲む				
先に水や発泡水でのどの乾きを癒す				
一部を，ノンアルコール飲料に置き換える				

Step 2 決めた行動を目標欄に記入して，**4週間，**記録しながら実行する

［記録のしかた］実行できた日は○，半分できた日は△，できなかった日は×を記入

ここに目標を記入	1週目							2週目						
日にち→														
曜日（休日に●）→														
・気がついたこと ・気持ちや体調の変化														

足達淑子編『ライフスタイル療法Ⅰ　第4版』97頁（医歯薬出版，2014年）より改変転載．

https://www.ishiyaku.co.jp/ebooks/707480/?cid=09

タバコについての質問票

a. 1日に吸う本数は平均すると　　1日（　　　　）本
b. 習慣的に吸うようになってから　　（　　　　）年間
c. ニコチン依存のチェック（TDS）

「あり」を1点	あった	ない
①自分が吸うつもりよりずっと多くタバコを吸ってしまうことが		
②禁煙や減煙を試みて，できなかったことが		
③禁煙や減煙を試みて，タバコがほしくてたまらなくなったことが		
④禁煙や減煙を試みて，次のような症状が出たことが （イライラ，不安，落ち着かない，集中困難，ゆううつ， 頭痛，眠気，胃のむかつき，脈が遅い，手のふるえ，体重増加）		
⑤④の症状を消すために，またタバコを吸い始めることが		
⑥重い病気にかかったときに，タバコが良くないとわかっているのに吸うことが		
⑦喫煙のために健康問題が起きているとわかっていても吸うことが		
⑧喫煙のために精神的問題*が起きているとわかっていて吸うことが *離脱（禁断）症状ではなく，喫煙による神経質，不安や抑うつのこと		
⑨自分がタバコに依存していると感じることが		
⑩タバコが吸えないような仕事やつきあいを避けることが		

d. 禁煙について

① すぐにでも禁煙したい　② そのうち禁煙したい　③ 禁煙できないと思う

☆ 禁煙補助薬はニコチン依存を減らします．「楽に」「より確実に」「比較的安価に」禁煙を！

禁煙補助薬の種類と特徴

名称	入手場所	特徴	ニコチン依存症
ニコチンガム	薬局，薬店	短時間で禁断症状を抑える，胃の不快感	低～中依存の人向き
市販ニコチンパッチ	薬局，薬店	簡単，突然の欲求に対応不可　皮膚のかぶれ	低～中依存の人向き
医療用ニコチンパッチ	医療機関	高用量で24時間　起床時の禁断症状なし	中～高依存の人向き
内服薬	医療機関	ニコチン含まず　喫煙の満足感が減る	中～高依存の人向き

☆ 下記に全て当てはまる人は保険診療を使って禁煙治療ができます．
①1日の本数×喫煙年数が200以上．　②ニコチン依存度（TDS）5点以上．
③すぐにでも禁煙したい．

禁煙するとすぐに得られること

・味覚が改善し食べ物がおいしくなる　・咳や痰が減り呼吸が楽に
・胃の調子がよくなる　・目覚めがさわやかに　・家族が喜ぶ
・美容によい　・においが消える　・お金の節約　・体力がつく　・自信がつく

ワークシート(6)　禁煙への７つのステップ（タバコをやめたい人へ）　**禁煙編**

Step 1 自分の喫煙をふりかえる

□いつ，どんな時に吸っているかを記録する　　□喫煙で得られる良いこと/悪いこと
良いこと（　　　　　　　　　　）　悪いこと（　　　　　　　　　　）

Step 2 タバコの害を理解する

□健康面　□生活面　□仕事面　あなたの場合は何が当てはまりますか？

Step 3 ニコチン依存をチェックする（FTND）

	0点	1点	2点	3点
①朝目覚めて何分後にタバコを吸いますか	1時間以降	31～60分	6～30分	5分以内
②喫煙できない場所で我慢するのが難しいと感じますか	いいえ	はい		
③どちらの方がタバコをやめる事により未練を感じますか	目覚めの一本以外	目覚めの一本		
④一日，何本のタバコを吸いますか	10本以下	11～20本	21～30本	≧31本
⑤目覚めて２～３時間で吸う本数が，それ以降よりも多いですか	いいえ	はい		
⑥病気で一日寝ているような時でも吸いますか	いいえ	はい		

点数	0～3点	4～6点	7～10点
ニコチン依存度	低：ライトスモーカー	中：ミドルスモーカー	高：ヘビースモーカー

Step 4 禁煙治療について知る

ニコチン依存が強ければ禁煙外来がおすすめ（パッチ，内服薬など）
1) 禁煙治療が受けられる医療機関（日本禁煙学会HP http://www.jstc.or.jp/）

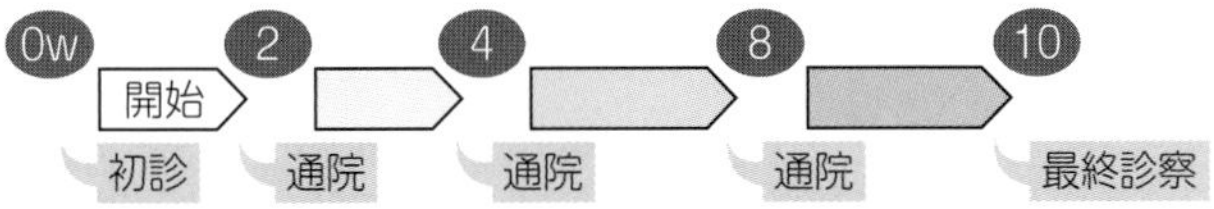

2) 受診回数は５回/１２週
3) 費用（保険診療の自己負担分）の目安：ニコチンパッチ（貼り薬）13,000円，バレニクリン（飲み薬）20,000円

Step 5 禁煙宣言をする

1) 禁煙開始日を決める･･･禁煙宣言書
2) 禁煙理由を確認する

> わたしは，　年　月　日より禁煙することを誓います．
> 氏名

（特に重要と思うもの２つ）･･･禁煙する理由①（　　　　　　）禁煙する理由②（　　　　　　）

Step 6 禁煙を始める

1) よく見られる禁断症状･･･イライラ　頭痛　元気がでない　夜中に目覚める　落ち着かない　便秘
集中できない　□内炎　□の潰瘍　食欲が増す　タバコが吸いたい
2) 禁断症状を乗り切る･･･①喫煙と結びついた行動パターンを変える　例：食後すぐに離席する/節酒
②喫煙のきっかけになる環境を変える　例：灰皿を捨てる/居酒屋を避ける
③吸いたくなったら別な行動　例：歯磨き，深呼吸，ガム

Step 7 禁煙を続ける

1) 再喫煙を予防する･･･再喫煙のきっかけになりやすい状況を予測して，自分なりに対策を考えておく
例：お酒を飲みにいった時　⇒　飲む前に禁煙宣言をする，非喫煙者の隣に座る
仕事や人間関係でイライラ　⇒　深呼吸する　外で大声を出す

吸いたくなる状況 ①　⇒ 対処法（　　　　　　）吸いたくなる状況 ②　⇒ 対処法（　　　　　　）

2) 過度な体重増加を予防する
禁煙で約８割の人が平均2～3kg太ります．禁煙のメリットは大きく，4～5kgの体重増加は埋め合わせます．でも太りたくない人は禁煙直後から身体活動を増やしましょう．速歩，自転車など．食生活の改善には禁煙が安定してからとりくみましょう．

足達淑子分担執筆，日本腎臓学会監修『医師・コメディカルのための慢性腎臓病生活・食事指導マニュアル』37頁（東京医学社，2015年）より転載．直接指導以外の無断転載・引用を禁じます．

2 シンプル&ミニマムな保健指導の進め方—3つの提案

まず対象者に望まれる行動を細かな鎖に砕いて，意識する

保健指導を受ける人の行動は，①健診の案内を受け取る→②健診を受ける→③結果を告げられる→④結果を理解する→⑤面接の案内を受け取る→⑥読んで同意して受ける気になる→⑦当日忘れずに出向いて面接を受ける，となります．このように「面接に応じる」という行動だけでも，いくつもの行動の鎖が連なっていて，鎖のどこが切れてもゴールには到達しません．

図の□の部分は，これら個々の行動を促す支援者側の働きかけです．結果通知や案内文は，この行動の鎖という新しい視点から見なおして，対象者の負担を減らし，面接を受けやすくなるように，最大限わかりやすく工夫したいものです．

対象者に望まれる一連の行動の鎖

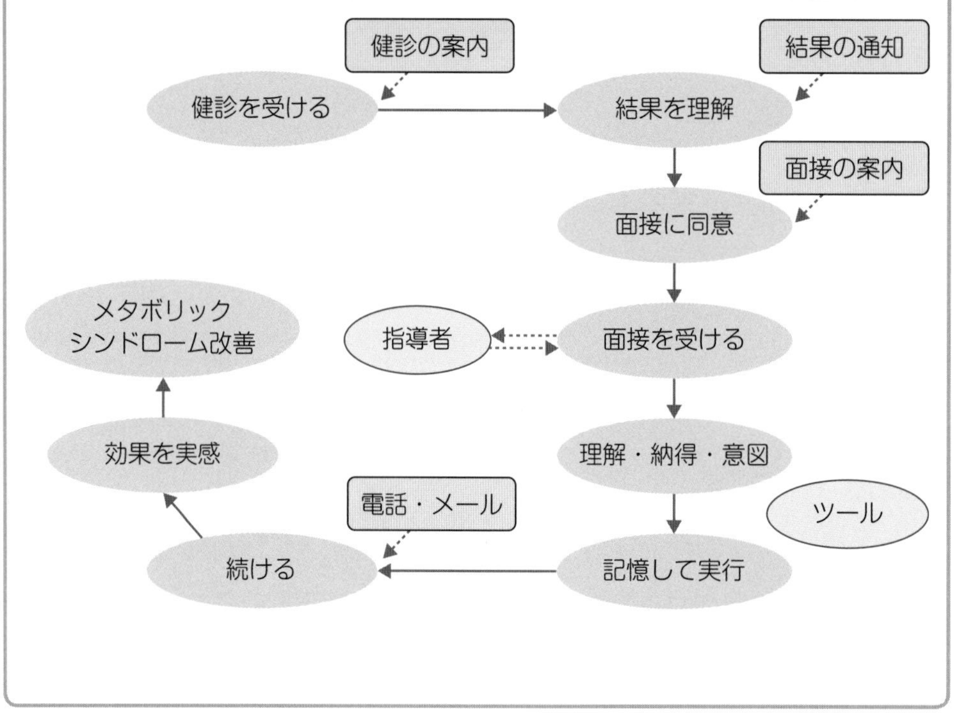

提案1：面接参加率を上げるために工夫する

●案内文（3頁）とライフスタイル質問票（4，5頁）で気づきを促し，興味を喚起する

案内文では，健診結果に注目させ，自分自身の問題と認識してもらうことを期待しています．下に示す吹き出しには提供者の意図を示しました．このとき「管理されている」「制度が疑問」などという面接への否定的な考えを引き出さないように注意しましょう．さらに「またか」と飽きられないためには，新鮮な文章による目新しさも必要です．ライフスタイル質問票は，食事や身体活動，睡眠などの基本的生活習慣とそれについての自己認識を問うものです．

気づきを促す案内文の工夫

主体は対象者自身であり，指導者ができるのは支援であることを強調

「面談」のほうが「面接」より柔らかな印象

日時は特定し，不都合な人は連絡してもらう

「初回面談」の案内文（例）

○○　○○様

健康保険組合　○○○○

健診結果の送付と初回面談日程のお知らせ

健診の結果，あなたは本年度の健康づくりプログラムの対象となりました（下記参照）．
本プログラムでは，自己コントロールで健康習慣を身につけるお手伝いをいたします．
まず手始めに，「初回面談」にぜひご来談ください．ライフスタイルカウンセラー（管理栄養士か保健師）が，現状をふまえ無理なくできそうな生活の工夫を一緒に検討させていただきます．またできる範囲でご相談もお受けします．
日ごろのわずかな心がけで，長い間には大きな差がでてきます．この機会に，いきいきと若々しくすごすために，今できることから取り組みませんか？

★健診の結果「赤信号」「黄信号」に該当しました．
ご自分の健診結果をみながら，あてはまるところに印をつけてみてください．

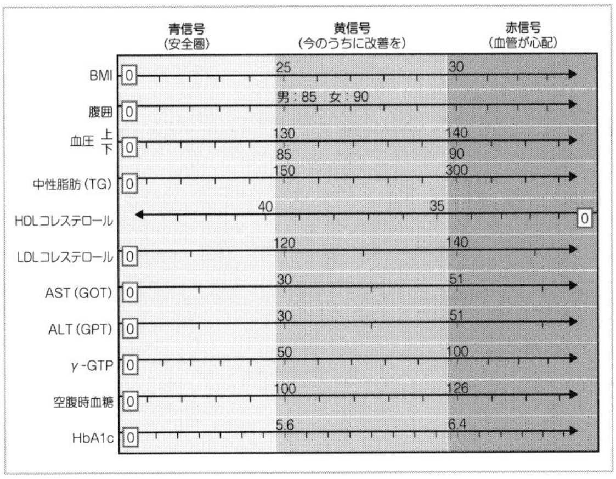

プログラムの流れは同封のパンフレットをご覧ください．事前に質問票に記入をお願いします．

面談予定：20●●年●月●日（●）10：00〜10：30

※ご都合により変更を希望される際などはお気軽にご連絡ください．
【担当　○○課　○○　○○(名前)　Tel　　　　　　, E-mail

●手続きを簡素化する

手続きの簡素化で面接参加率が倍増するというデータがあります（20頁）．過不足のないシンプルなプロセスに絞ると負担が減るだけでなく，「大事なこと」がわかりやすくなり，インパクトも強くなります．これはコミュニケーションの勘どころといえるでしょう．

提案2：相手の準備性に応じたワークシートを使いこなし，指導にゆとりを

行動変容のエッセンスは**目標行動の設定**とその**セルフモニタリング**といえます．そこで，**①習慣の見直し→②できそうな行動を特定（目標行動の設定・選択）→③４週間のセルフモニタリング**というプロセスを簡便に行うことのできる１枚のワークシートを作成しました．このワークシートのようなセルフチェック教材を使うことで，行動変容に詳しくなくても指導が可能になり，指導者は余裕ができるはずです．面接では動機付けに注力するのが得策です．そして，相手にやる気があるのかないのかを早めに見極めることで，指導のメリハリもつけられます．

●減量編（6頁）

現在の状況と今からできそうなことを自分で判断し，できそうなところから実際に行うことを自己選択する様式となっています．行動例は特定保健指導の主な対象者である働き盛りの男性をイメージしていますが，主婦や高齢者などでは生活スタイルに合わせて変更すると良いでしょう．継続的支援対象者では，初回面接時に本人が興味を抱いている習慣に合わせてワークシートを渡せば，その場で記入してもらうことができます．

●身体活動編（7頁）

日常生活活動を無理なく増やすことを意図して作成しました．「健康づくりのための身体活動基準2013」とアクティブガイドでは「＋10（プラステン）」として，今より10分多く体を動かそうと呼びかけています．18～64歳は３メッツ以上の活動増加，65歳以上は座位時間の減少が提案されます．冒頭の２項目は，特定保健指導の標準的な質問票の回答による身体活動性の評価を示しています．

●食事編（8頁）

食生活指針（平成28年改訂版）と食事バランスガイドの内容を整理してワークシートにアレンジしました．両方とも国民に向けて伝えたい基本的で重要なメッセージではありますが，原文のままでは伝わりにくいと思われます．そこで，食べ方（14項目）と食べる内容（15項目）に整理して，自分の食生活との関連で望

ましい食事の理解ができるようにしています．

●睡眠編（9頁）

睡眠について，標準的な質問票では「睡眠で休養が十分とれているかどうか」の問いのみで，問題があれば「健康づくりのための睡眠指針2014」を参考に指導とのみ解説されています．ところが睡眠は，食事や身体活動に劣らない重要な生活習慣です．事実，睡眠に問題がある人はどの年代でも2～3割と多く，対象者の関心も高く，指導しがいのあるテーマといえます．認知行動療法は薬物に優先する第一選択治療と位置付けられています．ワークシートにあげた質問項目は，認知行動療法と睡眠健康教育に基づいた，望ましい行動からなっています．

●飲酒編（10，11頁）

特定保健指導では平成25年度の前回の改訂から，生活習慣病のリスク飲酒者に対して減酒指導を行うこととなりました．「保健指導におけるアルコール使用障害スクリーニング（AUDIT）とその評価結果に基づく減酒支援（ブリーフインターベンション）の手引き」は，8頁にわたる指導法の解説です．この質問票とワークシートは，AUDITと，WHOやNIHが推奨する指導アルゴリズムと認知行動療法の行動変容法を盛り込んで，筆者が作成したセルフチェック教材です．適正飲酒の知識はまだ普及が遅れているので，これらの情報提供だけでも対象者には新鮮な刺激となりえます．事実，集団的介入によって一定効果も確認されています．

●禁煙編（12，13頁）

この質問票とワークシートは，厚生労働省の「禁煙支援マニュアル」を基に，喫煙者用と禁煙希望者用のセルフチェック教材として筆者が作成したものです．飲酒編でも用いられているブリーフインターベンション（Brief Intervention）は，短時間で行う対象者の準備性に応じた，無理強いしない実際的な指導です．そのアルゴリズムは，後述する初回面接での対応と同じものになります（24頁）．

提案3：習慣改善支援のメニューを増やして，ライフスタイルカウンセラーに

食事や運動以外にも，睡眠やストレスなど対象となる習慣の範囲を広げれば，自分の健康や生活習慣にまったく無関心という人はうんと減ります．高血圧や糖尿病は心配ではなくても，がんやメンタルヘルス，認知症，フレイル予防なら関心がある人もいるはずです．いずれの病態や問題でも，**気をつけるべき健康習慣はほぼ共通**しています（19頁の表）．

対象者の興味のあること，気になること，取り組んでみたいことと関連付ける

と，「自分のこと」と受け止めてもらいやすくなります．事実，テーマを自分で選ぶメニュー方式の習慣改善プログラムでは，習慣の数を増やすことで参加者が大幅に増えました．ライフスタイル質問票（4，5頁）の最後の相談欄に何か記載があれば，それを最初の切り口にするとスムーズに進められるでしょう．

●メンタルヘルスや疲労へのアプローチも

メンタルヘルスや疲労と密接にかかわる脳の老化からのアプローチも，切り口の一つとなります．脳も体の一部で，40歳から老化が始まるといわれています．精神的な健康は身体的な健康を土台としていて，過食，不活動，喫煙，多量飲酒，睡眠不足，過剰ストレスなどが脳の働きも阻害します．ビタミン，ミネラル，脂肪酸などの脳の働きに影響する微量栄養素の研究も進んでおり，国立健康・栄養研究所のHP〈http://www.nibiohn.go.jp/eiken〉に最新の信頼できる情報があります．脳の老化を切り口として，平成27年に始まったストレスチェック制度と，メンタルヘルスや疲労などと関連付けることができれば，習慣改善支援の魅力が増すはずです．

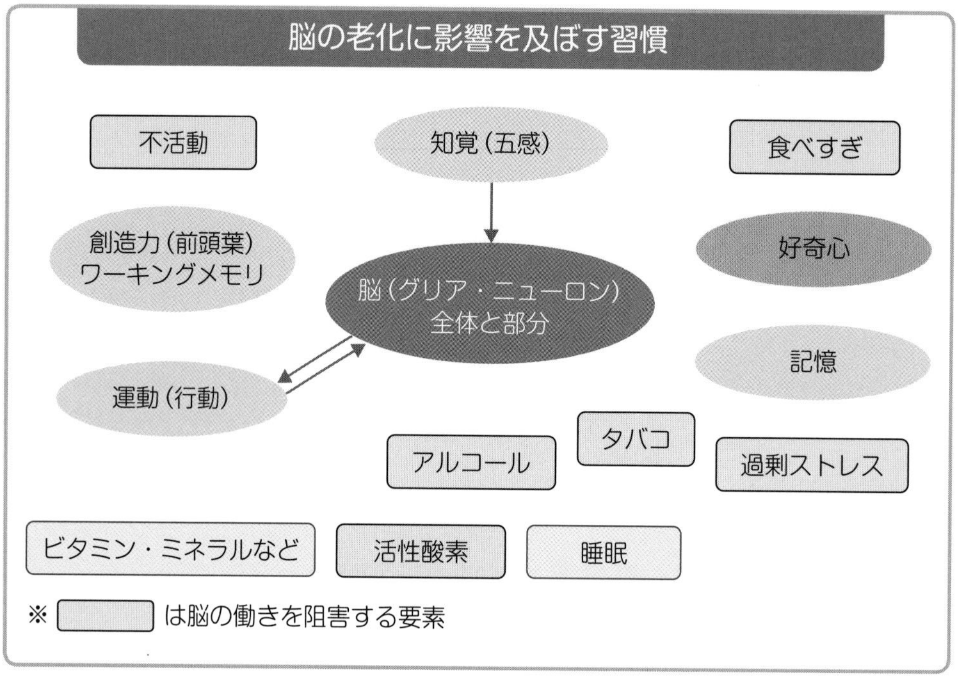

脳の老化に影響を及ぼす習慣

●縦割り情報を統合させて魅力ある提案を

健康日本21（二次）では，がん，循環器疾患，糖尿病およびCOPD（慢性閉塞性肺疾患）を，一次予防を推進すべき非感染性疾患（NCD：Non Communicable Disease）と特定しています．メタボリックシンドロームは，循環器疾患，糖尿病のリスク要因ですから，19頁の表の習慣はそのまま適用できます．特定健診の対象年齢は40歳から74歳までと幅が広いですが，65歳以上の高齢者では認知症や虚弱の予防がメタボリックシンドローム予防より現実的な健康課題といえるでしょう．「健康長寿のための12か条」（東京都健康長寿医療センター研究所2017）では栄養，体力，社会参加を中心とした健康行動の提案をしています．生活習慣の影響は高齢になるほど大きくなるため，早期からの予防が望まれ，特定健診・特定保健指導はその好機となるでしょう．

推奨される生活習慣改善

	メタボリックシンドローム	高血圧	糖尿病	脂質異常症	がん予防*	メンタルヘルス**
禁煙／受動喫煙の防止	○	○	○	○	◎	○
適正体重の維持	○	○	◎	○	○	○
適正な食事	◎	◎	◎	◎	○	○
減塩	○	◎	○	○	○	
野菜・果物の摂取	○	○	○	○	○	○
脂質の制限	○		○	◎		
熱いものを避ける					○	
身体活動の促進	◎	○	◎	○	○	○
節酒	○	○	○	○	○	○
睡眠**	○	○	○	○	○	○
感染					○	

※日本肥満学会，日本高血圧学会，日本糖尿病学会，日本動脈硬化学会等の推奨に基づく．
*：科学的根拠に基づくがん予防（国立がん研究センター）より．**：筆者が追加

3 シンプル＆ミニマムな保健指導を支えるMyエビデンス

本項では，「なぜシンプル＆ミニマムな保健指導の提案に至ったか」という，筆者の研究によるエビデンスを示します．これらはほぼ20年に及ぶ認知行動療法の介入法の開発とその検証試験の一部です．関連する文献は，右肩に番号をつけて文末に記載しています．ここでは必要最小限の引用にとどめ，結果を箇条書きにして囲み，要点のみを簡潔に解説しました．詳しく知りたい方は，文献を直接ご覧いただければ幸いです．

提案１のエビデンス

●案内法と手続きの簡素化で面接参加率は倍増する[1)]

初回面接の参加率向上は，特定保健指導の最重要課題の一つです．図に示すのは，参加率を高めるために「対象者が行うプロセスはシンプルなほど良い」という事実です．

案内法と面接参加率

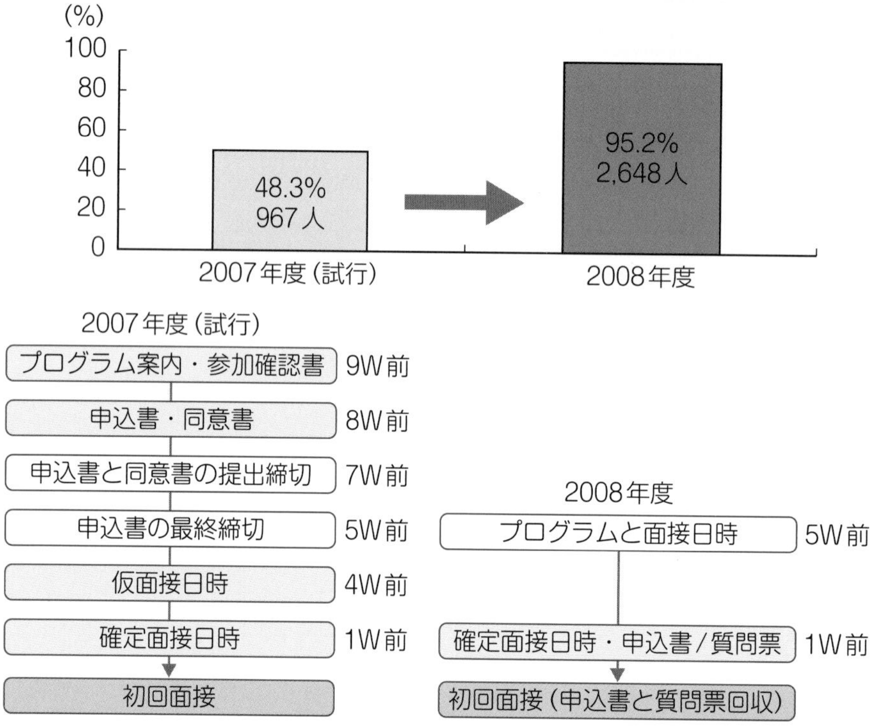

（データ提供：ヘルスケア・フロンティア・ジャパン）

結果

1. 案内法を変更したところ，初回面接参加率が前年度と比べて48.3%から95.2%へと倍増した.
2. 支援階層別の参加率に差はなかった.
3. 変更の要点はプロセスの簡素化と事前の質問票への記入の２点.
4. プロセスの簡素化が対象者の負担を軽減し，質問票への記入が対象者の問題意識を高めた可能性がある.
5. 作業工程の削減により，指導者側の負担も軽減した.

解説

この研究結果は，案内法の変更で面接参加率が約２倍に増加したことを示しています．特定保健指導の受託機関が職場に出向いて初回面接を実施するにあたって，2007年度（試行）は９週前の確認書から面接までに７段階のていねいなプロセスを経ていました．2008年度は５週前に面接日時を指定し不都合な人は連絡するように簡素化し，さらに質問票を事前に送付して持参してもらう方式に変更しました．その結果，参加率は48.3%から95.2%と高率になりました．対象者も実施機関も負担が少なくなったはずです.

提案２のエビデンス

1. 目標行動の設定とそのセルフモニタリングによって減量効果が期待できる[2～6)]

筆者は，これまで複数の非対面のセルフプログラムを作成し，それを用いて職域・地域における効果を確認してきました.

図はその代表的な２例で，参加者が行ったことは，目標行動の設定・選択とそのセルフモニタリングです．期間は１か月で共通しています.

目標行動の設定・選択とそのセルフモニタリングによる減量効果

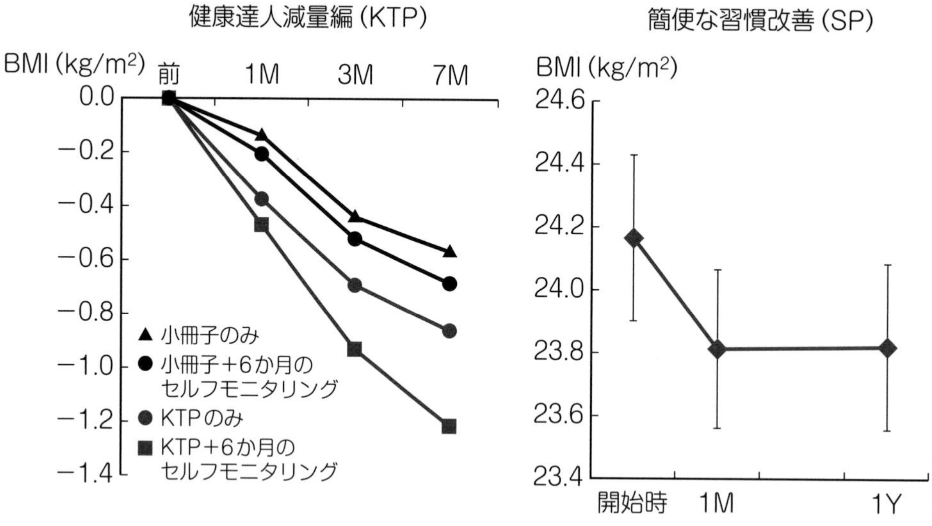

（Behav Res Ther 2007）　（肥満研究 2006）

♯ 結果

1. やる気のある人では，適切な刺激（追跡など）と情報だけで（面接指導なしで）半年に2〜3%の体重減少は可能.
2. セルフモニタリングを続けると半年で5%程度の減量が可能.
3. 目標行動を設定・選択して1か月セルフモニタリングすると，1年後までは減量維持が可能.

! 解説

上の図左はオムロン（株）の健康達人減量編（KTP）の無作為試験の成績です．KTPは筆者の「肥満の行動療法」体験を基に作成したコンピュータプログラムです．質問票に回答すると，一人ずつ異なる個別の助言がITにより自動出力されます．介入期間は1か月間で，参加者は，①小冊子で学習し，②目標行動を4項目ほど自分で決めて，1か月間，目標行動が達成できたかどうかをセルフモニタリングしました.

上の図右の簡便な習慣改善（SP）は，B5サイズの1枚のワークシートを用いて，習慣のセルフチェックと目標行動の設定・選択を行うだけというきわめて単純なプログラムで，KTPと同様に目標行動の達成の有無を1か月間，セルフモニタリングしました．職域において挑戦する習慣を複数から選ぶ「メニュー方式のプログラム」の参加者では，1か月後の減量（体重減少）が1年後まで維持されていました.

2. セルフプログラムがあれば，未経験でも行動変容指導が可能[7〜10)]

熊本12地域介入試験では，前述の2種類のセルフプログラム（KTPとSP）を使って，地域で保健師や栄養士による指導を行いました．その結果，セルフプログラムがあれば，未経験でも行動変容指導はできることがわかりました．ゆとりある保健指導がだれでも可能ということの根拠です．

プログラムの種類と面接の有無による減量効果比較

群	A	B	C	D
プログラム	KTP		SP	
面接	＋	－	＋	－

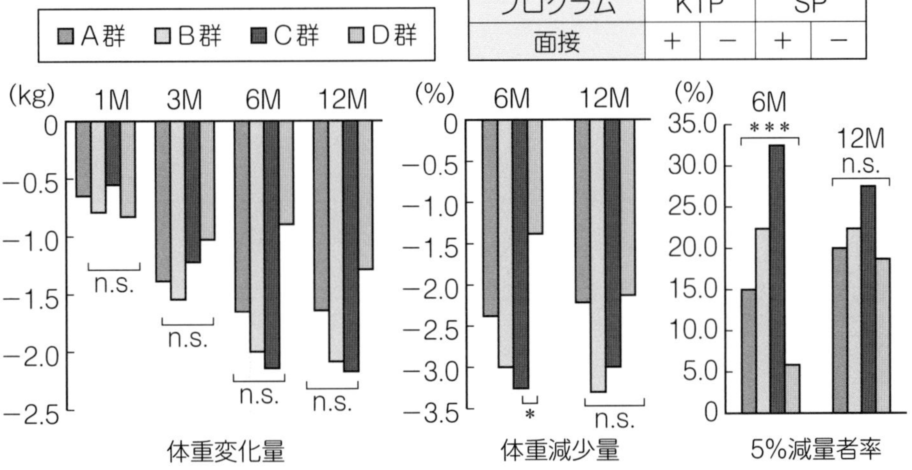

＊：$p<0.05$，＊＊＊：$p<0.001$

♯ 結果

1. 4群とも12か月後まで減量効果がみられたが，群差はなかった．
2. 6か月後の体重減少率はC群がD群に優った．
3. 6か月後には群差があった5%減量者の比率は，12か月後にはなくなった．

！ 解説

この研究では，KTPは健康達人減量編，SPは簡便な習慣改善です．①遠隔交流で指導者は減量支援を実践できるか，②プログラムの差±面接は減量や習慣改善に影響するか，について調べました．熊本県国保連合会の協力下で12地域をプログラムの種類と面接の有無によって4群に分けて，計177人（平均BMI 26.9kg/m^2）に1か月間介入し1年後まで追跡しました．筆者はメールで保健指導者の事業計画から個別面接までをサポートしました．図は，1，3，6，12か月後までの減量成績です．各群とも，1か月のプログラムによる介入で，1年後まで減量が継続していました．

3. 保健指導を構造化したアルゴリズムで長期成績は向上する可能性がある[11]

「脱メタボリックシンドローム用食・生活支援ガイド」(以下,「食・生活支援ガイド」)は,厚生労働省の研究[12]に基づき,初回面接,継続支援,6か月後評価時の3時点について,指導者のとるべき行動を構造化したアルゴリズムで示しています.実際の面接では,指導者も対象者も個人差が大きく,マニュアルどおりの対応はできないでしょう.しかし,面接で行うべき指導者の行動を,前述の対象者の行動(14頁)と同様に,細かな行動の鎖として意識することで,指導のスキルアップができるはずです.

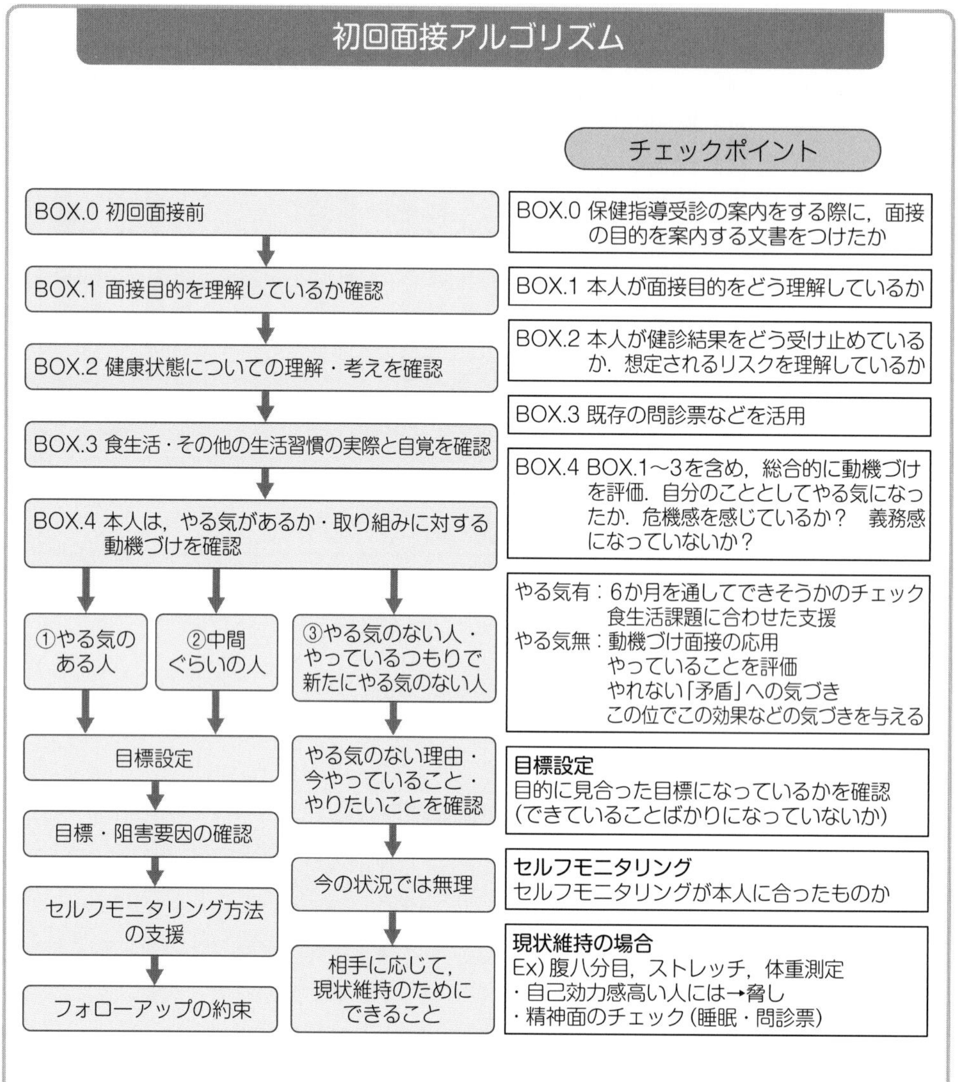

(食・生活支援ガイド2012)

結果

1. 6か月後の減量は，ガイドの初回面接アルゴリズムによる介入群1.9kg，対照群1.8kgで差がなかった.
2. 介入群はその後も減量し1年後には2.7kg減量したが，対照群は1.3kgとわずかに増えた.
3. 以上より，「食・生活支援ガイド」に長期効果の可能性があると考察した.

解説

この研究では，指導者が「食・生活支援ガイド」に基づいて指導した介入群35人と，従来どおりの指導を行った対照群35人の2群で，体重と腹囲の変化を比較しました．その結果から，「食・生活支援ガイド」を用いることで，長期効果に必要な行動変容指導ができた可能性が考えられました．減量では長期の維持が重要な課題であるため，リバウンドを防ぐためにも対象者本人の行動変容が必須となります.

4．1か月後の減量が成功の鍵を握る[9)]

6か月後に4%の減量に成功した人では，最初の1か月後に1.5kg減量し，その後も減量し続けていました．筆者の他の研究でも最初の1か月の減量が長期効果を予測しており，「最初が肝心」は真実といえるでしょう．初期の減量実感はその後の努力を促すと思われ．逆に1か月で変化がないと「これは無理」となるようです.

「半年後の3kg減量」を目標にする際，6か月で均等割りして月0.5kgの減量に必要なエネルギーを計算（月に−3,500kcal，1日−120kcal）する指導は非現実的で，効果が期待できません．1日120kcal程度の減食は消費エネルギーの低下で帳消しになるからです．それよりは期待とやる気が強い最初の1か月に，食事と運動の両面で頑張って1～2kgは減量するように指導するべきでしょう.

提案3のエビデンス

●同じ指導を繰り返しても効果は乏しい．２年目は指導内容に変化を[13)]

某企業で特定保健指導対象者に６か月のWebプログラム（健康達人Pro）を用いて継続支援を行い，終了群と継続群を２年間追跡しました．再度継続支援が必要となった継続群では，翌年も継続支援が必要となる人のほうが多く，減量は終了群には及びませんでした．

繰り返し指導の効果

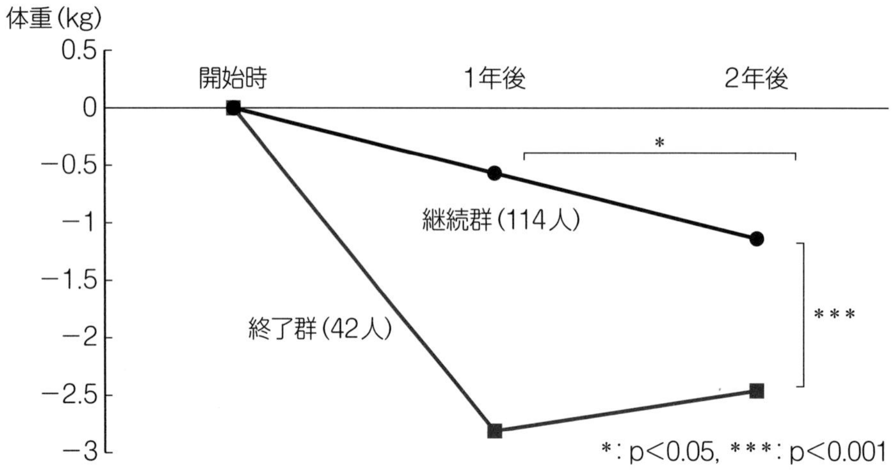

結果

1. 終了群は１年後に2.8kg減量し，２年後まで体重はほぼ維持した．
2. 継続群は２年後も減量は終了群には及ばなかった．しかし，２年目は禁煙指導を加え，新たに９人（13%）が禁煙した．

解説

この研究では，2008年度に特定保健指導を受けた対象者を，翌年に継続支援が不要となった終了群42人と再度継続支援が必要となった継続群114人に分けて，その１年後までの２年間追跡しました．その結果，特定保健指導では，①初回の対象者を重点的に支援すべきであること，②継続支援の対象者には，同じ内容の繰り返し指導は効果が乏しく，飽きないように，異なるテーマやツールで指導に変化をもたらす必要があることが示唆されました．

文献

1）足達淑子，田中みのり，金澤亜依．受託された平成20年度特定保健指導の成績ーその1．案内法の変更と面接参加率ー．第68回日本公衆衛生学会総会抄録集．2009；p181．
2）Adachi Y, Sato C, Yamatsu K, et al. A randomized controlled trial on the long-term effects of a 1-month behavioral weight control program assisted by computer tailored advice. Behav Res Ther 2007；45：459-70.
3）足達淑子，国柄后子，山津幸司．通信による簡便な生活習慣改善プログラムー1年後の減量と習慣変化．肥満研究 2006；12：19-24.
4）国柄后子，足達淑子．行動療法による体重コントロールの通信指導．肥満研究 2000；6：262-8.
5）足達淑子，田中みのり．非対面減量プログラム利用者における9カ月後の減量維持を予測する要因の検討．肥満研究 2008；14：244-50.
6）Tanaka M, Adachi Y, Adachi K, Sato C. Effects of a non-face-to-face behavioral weight-control program among Japanese overweight males：a randomized controlled trial. Int J Behav Med 2010；17：17-24.
7）足達淑子，田中みのり．非対面減量プログラムを用いた保健指導者による12地域同時介入の試み．公衆衛生 2008；72：674-9.
8）足達淑子，石野祐三子，伊藤恵子，ほか．非対面プログラム「健康達人Pro」を用いた職域における特定保健指導ー比較試験のプロトコールと実施可能性ー．日本病態栄養学会誌 2010；13：147-56.
9）足達淑子，田中みのり，石野祐三子，ほか．特定保健指導におけるコンピュータプログラムの適用可能性と減量に影響する要因．健康支援 2012；14：43-50.
10）足達淑子，田中みのり，石野祐三子，ほか．個別化助言を自動化した非対面行動変容プログラムによる特定保健指導の効果．厚生の指標 2012；59：18-22.
11）林　芙美，武見ゆかり，奥山　恵，ほか．特定保健指導の積極的支援における支援者用ツール「脱メタボリックシンドローム用食・生活支援ガイド」の導入とその評価．日本健康教育学会誌 2015；23：87-98.
12）平成21-23年度厚生労働科学研究費補助金循環器疾患・糖尿病等生活習慣病対策総合研究事業．生活習慣病対策における行動変容を効果的に促す食生活支援の手法に関する研究（主任研究者　武見ゆかり）．2012.
13）足達淑子，田中みのり，石野祐三子，ほか．行動変容のコンピュータシステムを用いた特定保健指導後の繰り返し指導効果についての検討．臨床栄養 2012；121：247-51.

Part Ⅱ

ゆとりある保健指導・行動変容支援の実際

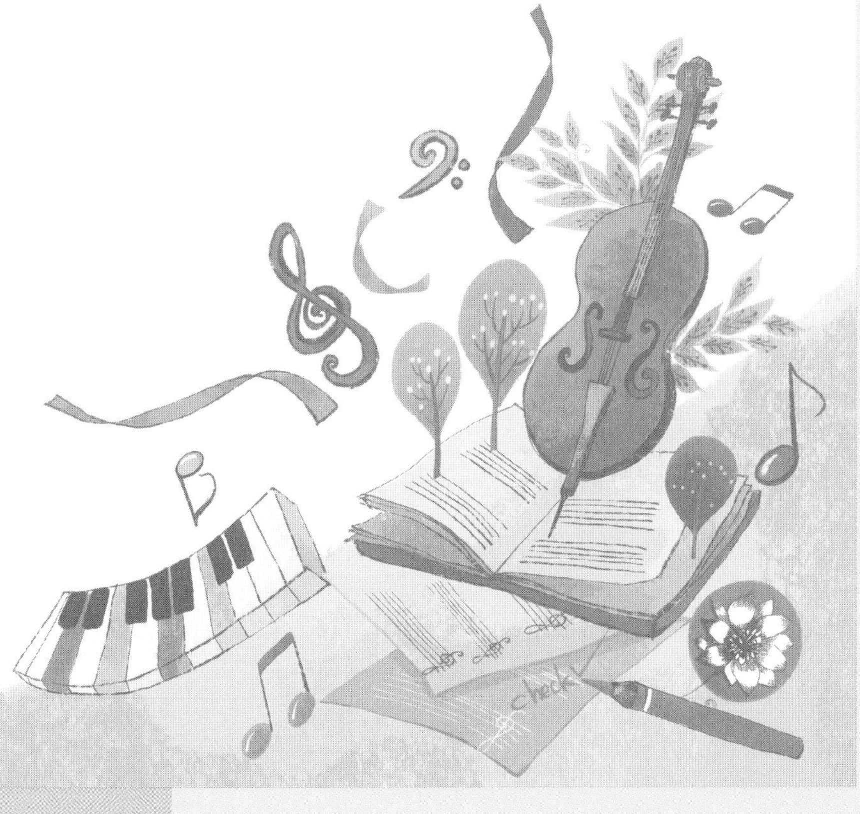

Step 1 基本ポイント

1 特定健診・特定保健指導 ―これまでの成果と今後の課題は

Point

成果は証明済み．
特定保健指導の実施率のさらなる向上を

国民健康づくり運動は着実に効果をあげている

健康日本21（第二次）の中間評価から，特定健診・特定保健指導に関連した項目の成績を右の表にまとめました．これによると，脳血管・虚血性疾患の死亡率の減少，血糖コントロール不良者の割合の減少は，2015～2016年で2022年度の目標を達成しています．また，高血圧の改善，高コレステロール血症者の割合の減少は，おそらく男女とも目標値に到達可能と思われます．健康日本21はすでに2000年から国民の健康づくり運動として展開され，第一次では59項目のうち34項目は目標達成，あるいは改善しました．これらは大局的には種々の対策が効果をあげている証であり，関係者はその成果を自負すべきと思います．

最優先課題は特定保健指導の実施率の向上

反面，糖尿病関連と，特定健診・特定保健指導がめざしたメタボリックシンドロームの数値目標達成は厳しそうで，特に特定保健指導の実施率の向上が本事業の最大の課題となっています．開始時（2008年）からの増加率は，特定保健指導（7.7%→17.5%）のほうが特定健診（38.9%→50.1%）より大きいですが，当初からの目標値（45%）に及んでいません．特定保健指導実施者では検査値の改善や通院医療費の減少で一定効果があったことから，実施率の増加はメタボリックシンドローム該当者や予備群の減少につながるであろうとの期待が込められています．しかし，特定健診受診率と特定保健指導実施率が目標値に達したとしても，指導を受けるのは全対象の31.5%（70%×45%）にとどまる計算となります．

情報通信技術と健康志向を追い風に

したがって，一次予防に重点をおいた集団的アプローチや，マスメディアを通じたキャンペーンのより一層の推進が望まれます．情報通信技術の進歩と国民の健康志向の高まりは，それらへの追い風となるでしょう．

健康日本21（第二次）の中間評価と数値目標（2022年度まで）

1. 達成できた

① 脳血管疾患年齢調整死亡率の減少（%）
男性49.5→36.2（41.6）　女性26.9→20.0（24.7）

② 虚血性疾患の年齢調整死亡率の減少（%）
男性36.9→30.2（31.8）　女性15.3→11.3（13.7）

③ 血糖コントロール不良者の割合の減少（%）
1.20→0.96（目標1.0）

2. 達成できそう

① 高血圧の改善（収縮期血圧mmHg）
男性138→136（134）　女性133→130（129）

② 総コレステロール240mg以上の割合の減少（%）
男性13.8→10.8（10）　女性22.0→20.1（17）

3. 達成は難しそう

① 糖尿病合併症（透析導入者）の減少（人）
16,247→16,103（15,000）

② 糖尿病治療継続者の割合の増加（%）
63.7→64.3（75）

③ 糖尿病有病者の増加の抑制（万人）
890→1,000（1,000）

④ メタボリックシンドローム該当者（予備群）の減少（万人）
1,400→1,412（1,050）

⑤ 特定健診受診率・特定保健指導実施率の向上（%）*
特定健診　41.3→50.1（70以上）
特定保健指導　12.3→17.5（45以上）

*数値は2009年度と2015年度の比率.（　）内は目標値

（平成30年9月「健康日本21（第二次）」中間評価報告書より作成）

Step 1 基本ポイント

2 特定健診・特定保健指導 ―第3期の変更点のポイントと狙いは

Point

運用ルールの見直しにより，現場の実情に合わせた柔軟な対応が可能に

特定健診受診率・特定保健指導実施率を各保険者別に公表

第３期より特定健診受診率・特定保健指導実施率を「保険者機能の責任を明確にする観点」から各保険者別に公表することになりました．その背景には，たとえば実施率10%以下である保険者が，市町村国民健康保険（市町村国保）では13.4%と少ないのに対し国民健康保険組合（国保組合）では79.9%に達するなど，保険者による実施率の差が大きいことがあり，公表により保険者の努力を促そうという強い意図がうかがわれます．

運用ルールの見直し

一方，現場の実情に合わせて柔軟に対応することで実施率の向上を図れるよう，運用ルールが見直されました（右表参照）．

実績評価時期を３か月後も可とすることで追跡率の向上が，また初回面接の制約を減らすことで面接実施率の向上が期待されています．変更された運用ルールの活用に際しては，異なる担当者や実施機関による指導の連続性を担保することが課題となり，指導の標準化が一層必要になると思われます．表中「2. 運用ルールの見直し」で，④は積極的支援で一定の減量効果をあげた人は次年度に動機付け支援に移すというもので，現場の実態を反映した変更点であるといえます．同じ内容の繰り返し指導は効果が薄いため，重点的な指導は必要かつ効果が期待できる人に絞るべきでしょう．⑤は新しいモデルの可能性を追求しており，⑥ではIT活用を促進しています．

健診項目の追加

さらに，血清クレアチニン検査と食事の咀しゃく状態が健診項目に追加され，早期からの糖尿病性腎症の重症化予防と歯科口腔保健の推進につながることが期待されています．

第3期の変更点のポイントと狙い

● 最優先課題：特定保健指導実施率の向上

1. 各保険者別に実施率を公表（2017年度分〜）

2. 運用ルールの見直し

① 実績評価時期（6か月後→3か月後でも可）
→追跡しやすくなり実施率が上がる

② 初回面接と実績評価が別機関でも可
→実施しやすくなる．連続性の確保が課題

③ 初回面接の分割実施が可

④ 減量した人は積極的支援→動機付け支援に
→積極的支援対象の分母が減る

⑤ 減量成績など実績重視のモデル実施を導入

⑥ 通信技術を活用した初回面接（遠隔面接）の事前届出が不要に

3. 健診項目の追加

① 血清クレアチニン検査を詳細健診項目に追加
→糖尿病性腎症の重症化予防

② 質問票に「食事をかんで食べるときの状態」を追加
→歯科口腔保健の推進

（厚生労働省保険局医療介護連携政策課データヘルス・医療費適正化対策推進室「第3期特定健康診査等実施計画期間における特定健診・特定保健指導の運用の見直しについて」より作成）

Step 1 基本ポイント

3 行動変容にいたる指導の要点とは

Point
意欲さえあれば，知識と技術はついてくる．
まずはその気にさせることが大切

やる気の喚起には期待と自己効力を

意欲をかきたて「その気」にさせる．これはどの指導者にとっても最大の難関だろうと思われます．気持ちが動くのは，理屈ではないからです．まずは，習慣の客観的評価をフィードバックするのではなく，対象者自身の望ましい行動や努力に着目します．「今，何に注意していますか」「これまでどんなことを試みましたか」などと，たずねてみましょう．できていて当然と思わないこと．そのうえで，本人が「メリットが大きい」とわかり，「それなら実行できる」とイメージできれば，その行動に対してはやる気がでてきます．

知識は行動変容に必要な情報の理解

行動変容に必要な知識とは，対象者が「行うべきこととその理由」です．なかでも「自分が今から行うこと」を具体的に明快に理解しなければなりません．そのために指導者は，情報をミニマムなものに絞りこみ，簡潔に具体的に示す必要があります．その際，たくさんのことを教えこむのではなく，コンパクトな教材を活用して自己学習を促すほうが確実です．情報は多すぎるとポイントがぼやけて印象に残りません．人の記憶はあいまいで，関心のあること，自分の頭を使ったことしか身につかないからです．

技術は実践しながら習得させる

行動変容に必要な技術とは，目標設定やセルフモニタリング，刺激統制法など，いわゆる行動技法です．これは，実践しながら練習するのが最も早道です．セルフモニタリングを例にとると，記録の方法を実際に示して，これで効果があることを理解させます．そのためには，指導者自身がこれらの行動技法の意味をかみくだき，柔軟に使いこなせるようになっていたいものです．いつも「対象者の望ましい行動は何か」を指導者が明確に意識することが最も重要です．

習慣が変わる条件

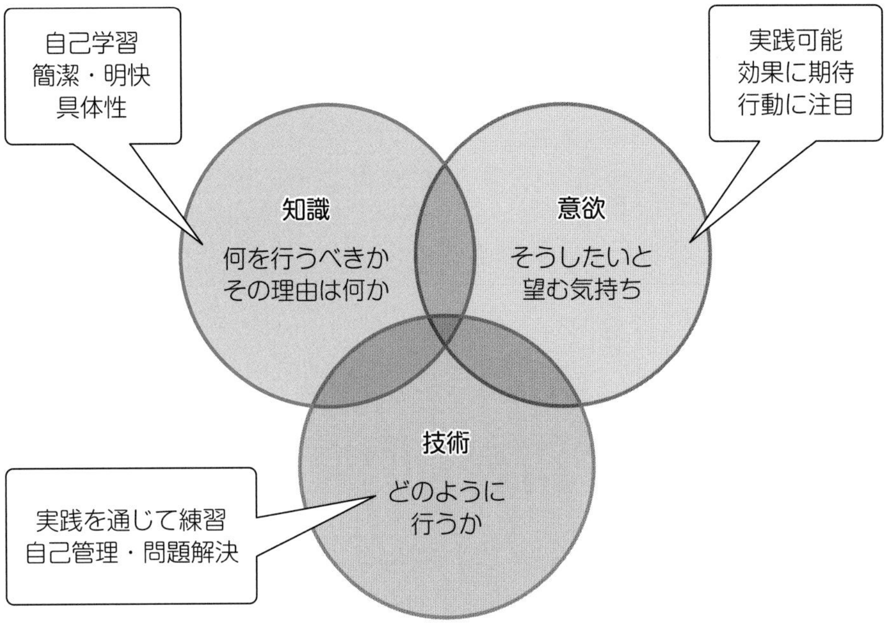

望ましい行動は何かを明確（具体的）に

☑ Self Check ― セルフチェック ―

あなたの指導は

- □ あれもこれも教えなくてはと，欲張っていないか？
- □ 理屈で説得しようとしていないだろうか？
- □ 相手への要求が難しすぎていないだろうか？

Step 1　基本ポイント

4 指導者の悩みと陥りやすい思考のわなとは

Point

「わからない」「できない」「しない」を前提に，「できそうなこと」を探す

指導者の悩みは共通．「○○のはず」からの脱却を

「相手の反応が乏しい」「面接に応じない」「十分な時間がとれない」など保健指導上の悩みは尽きません．特定保健事業は「専門家は行動変容指導ができるはず」「対象者は指導を受ければ減量できるはず」という前提に立っていますが，これは両方とも現実とは異なっています．「説明したからわかるはず」「わかれば実行するはず」も指導者から対象者への一方的な期待や願望で，これらは陥りやすい思考のわなといえます．まずは前項の図（35頁）で述べた習慣変容の３条件のうちのどこに働きかけようとしているのかを明確にします．

自分に「できること」と「できないこと」を区別する

認知行動療法は他の心理療法と比べると，確かに治療者の経験や個人的資質に依存する割合が低いといえます．それは治療がメカニカルであるために，標準化しやすいという特徴があるからです．とはいえ，特定保健指導のように，健康意識も準備性もふぞろいな対象者に20分程度の短時間でできることには限りがあります．次項（38頁）で述べるように，やる気のない人を説得して考えを変えることはほぼ不可能で，気持ちが揺れ動いているグレーゾーンの人の後押しができれば十分と考えておくとゆとりが生まれます．

対象者の「できそうなこと」を一緒に探す

行動変容支援とは，問題改善のために「できそうなこと」を一緒に探すことに尽きます．そのためには，相手がどうなりたいのかを的確につかみ，努力すればできそうなことを一緒に探し，その努力を励まし続けます．指導ではなくセルフケア支援に徹すると楽になるでしょう．実行するのは，あくまでも対象者自身なのです．個人的な生活に他人が立ち入るのはだれしも好まないものです．ふつうの人のこの感覚を忘れないように．いつも「今この人に何ができるか」「そのために自分は何ができるか」という問いかけの思考回路になっておくことが大切です．

保健指導者の悩みとは

- 笛吹けど踊らず
- 健康の大切さをわかってくれない
- 指導の効果がみられない
- 予算がない，時間がない，条件が整わない

自分が知らないから，できないのだろうか？
（どこかに良い方法が？）

▼

この人にできそうなことは何だろう
それを実行させるために
自分にできることは何だろう

☑ Self Check ―セルフチェック―

こんな場合は要注意

- ☐ 健診結果はわかっているはず，通知は読んだはず
- ☐ 自分の説明を相手はわかったはずと思う
- ☐ どうせ，大した効果は得られないと思う
- ☐ お金も時間もないから，できないのは当然だ

Step 1 基本ポイント

5 指導を受ける人はどんなふうに思っているか

Point

やる気はあいまいな人が一番多い．
こんな人こそ，指導しがいがある

一番多いのはやる気が「グレーゾーンの人」

保健指導の対象者は臨床の患者さんとは大きく異なり，千差万別で複雑です．健診を受け，面接に来ているからには，健康に何らかの関心はあるのでしょう．でも，健診受診率と面接実施率が高い職域の健保組合では，受診率が低い市町村国保より「しかたなく」来ている人の比率は高いはずです．「メタボ健診」が定着した反面，指導は「こんなもの」と新鮮さと魅力に乏しくなっています．そのため，メタボリックシンドロームや検査値異常の指摘だけで健康意識は変わりにくく，多少は問題と自覚できても，「忙しい」「さしあたり困らない」「わかってはいるが，できない」という人たち．「グレーゾーンの人」たちが最も多いと思われます．

「やる気のない人」は説得されても変わらない

一方で，行動変容に強く抵抗する「やる気のない人」たちも明らかに存在します．「禁煙してまで長生きしないでよい」「人生は太く短く」という価値観を抱いている人，保健指導をプライベートへの干渉，余計なお世話と思ったりする人です．これらの人の考えを短時間に理詰めで変えるのは不可能に近いでしょう．下手をすると反感を抱かれたり，逆効果になりかねません．もちろん，彼らも心筋梗塞や肺がんになれば即座に禁煙したりしますから，ずっと変わらないわけではありません．しかし，健診で検査値の軽度の異常が見つかった場合，20〜30分程度の説得では，彼らの考えや価値観は変わらないと思ったほうがよいでしょう．

「やる気のある人」は情報だけで変わることも

「やる気のある人」はすでに心が動いていて，素直に指導を受け入れられる人です．ただ，新聞やテレビ，インターネットからの多すぎる健康情報に，「今日はこれ，明日はこれ」と振り回されていることがあります．そのような場合，「今どうすればいいか」という，具体的で的確な情報を提供するだけで，習慣変容にいたることもあります．

指導を受ける人の思い

● 今のままでは良くないと思ってはいるけれど……

↓

忙しくてそんな余裕がない
さしあたり不都合はない
言われるようには実行できない

● 自分の人生，太く短く

↓

余計なお世話
自分には関係ない

● この際少しがんばってみようか

↓

その程度なら
それで効果があるなら
自分にもできそう

情報が多すぎて，何が良いのかわからない

準備性の見極め（体重コントロールの場合）

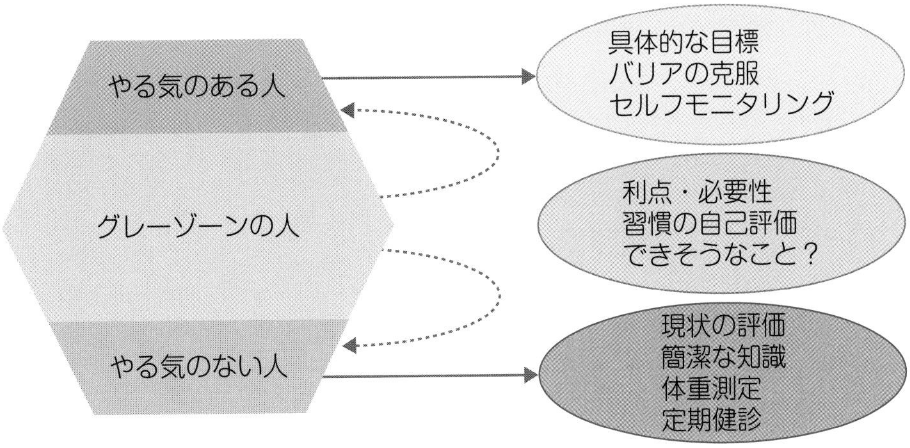

Step 1 基本ポイント

6 習慣が変わるのはどんなときか

Point

今困らない健康問題は，習慣変容への力が弱い．予防は説得力に乏しい

生活の節目ではだれでも習慣を変えている

10年前の自分と今の自分を比べてみると，たいていの人は，ライフスタイルも，ものの考え方や価値観も変わっていることに気づくでしょう．では，人はどんなときに自分の習慣を変えるのでしょうか．

いやおうなく変わらざるを得ないのは，環境が変化するとき，生活の節目にあたるときに違いありません．社会の仕組みも知らず知らずの間に，影響しています．たとえば携帯電話やインターネットの発達で，仕事の仕方やコミュニケーションの方法もすっかり様変わりしました．とりわけ大きく習慣が変わるのは，入学や就職，結婚や出産などの転機だと思われます．新しい環境に慣れるということは，自分の習慣が変わるということです．ここで習慣をうまく変えることができないと，それは不適応ということになり，いろいろな不都合が生じます．

積極的に自分から変化を望む場合も

次に，自分自身に変化を望む気持ちが出てきたとき，変身願望が生まれたときは，自ら積極的に習慣を変えようとするときでしょう．「だれかに恋したとき」「今に退屈しきったとき」などを思い浮かべるとよくわかります．減量を望む人には，健康ではなく美容が目的の場合も多く，そのほうがモチベーションは強いものです．

病気の予防は魅力に乏しい

これら2つに比べると，メタボリックシンドロームや生活習慣病のリスクが問題というケースのモチベーションは明らかに微力です．このままではリスクがあるかもしれない，でも今は，無症状だと困らないので，行動には移りにくい．人は，遠い将来よりも，すぐ現れることに動かされやすいのです．よって，5年後，10年後に問題が…といっても，すぐに禁煙したり，減量したりする気持ちにはなりにくいでしょう．

習慣が変わるとき

- いやおうなく（環境の変化，生活の節目）
  → 入学，就職，結婚，出産，転居，異動
- 変身願望
  → こうなりたい，ここが嫌，だれかに好かれたい
- このままでは不都合がありそう
  → 糖尿病，心筋梗塞，肺がん

▼

直後の結果に強く影響される．“将来”は力が弱い

☑ Self Check ― セルフチェック ―

あなたのこれまでを振り返ってみましょう

- ☐ これまでで，一番大きく習慣が変わったのはいつ？
- ☐ 積極的に自分の習慣を変えようとしたのは，どんな理由？
- ☐ それらの習慣変容で，一番大変だったことは？
- ☐ あなたの健康状態と直結している習慣は（良いものでも悪いものでも）？
- ☐ 長生きすることは，あなたにとって，どのくらい大切？

Step 1 基本ポイント

7 行動変容に必要なアセスメントとはどういうことか

Point

その人の心理も含めて全人的に理解することが大切

人は感情の動物．心をみないと指導はできない

特定保健指導における階層化は，メタボリックシンドロームのリスク数と喫煙の有無の組み合わせによって行われます．しかし，実際の指導では，本人の意欲，考えややる気（習慣改善への準備性），実行力などの心理社会面の理解が，身体面と行動面と同等に重要です．実行するのは本人だからです．指導者は相手がどんな人かがわからなければ，どう援助したらよいかもわかりません．アセスメントというよりは，まずその人を大づかみにでも理解すること．これが最初のスタートとなります．

シンプルな質問票と面接で十分にわかる

心理社会面の評価にはいくつもの理論モデルや研究がありますが，実際には過去の経過や，今注意していること，どんなことならできそうか，などの簡潔な質問票でおよそつかむことができます．さらに，面接時の相手の表情や受け答えから，感情状態や疾病や習慣についての態度もわかるはずです．面接は最も濃厚なコミュニケーションです．相手に集中し，五感をフルに使って，対象者がどんな人かをキャッチするようにしましょう．

気持ちの落ち込みと準備性は必須の項目

心理社会面で最も注意すべきことは，相手が元気かどうか，気持ちが落ち込んでいないか，疲れていないかどうか，です．今は，ゆとりのない働き方をしている人が多く，うつ病や不適応状態の人も珍しくありません．そんな場合は，メタボリックシンドローム以前にメンタルなケアが優先されるべきでしょう．睡眠と食欲は必ず押さえておきたい項目です．さらに，習慣改善にどの程度の関心があるのか，そして実行力がありそうかどうかも考慮すべきでしょう．前述したように（38頁），準備性がグレーゾーンの人が最も多いのですが，まったくその気のない人がいるのも事実だからです．

対象者の理解(全人的評価)

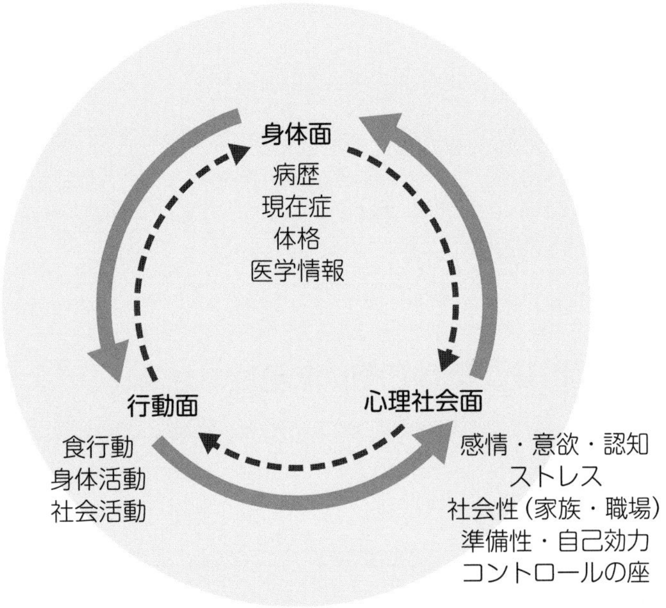

アセスメントは全人的に
気分は？　認識は？　実行力は？

(足達淑子．栄養教育論(改訂第4版)：南江堂；2005より改変)

☑ Self Check ─ セルフチェック ─

面接で押さえていますか

- □ 睡眠と食欲がどうかは，必ずチェックしている
- □ 何か気にかかる症状がないかをたずねている
- □ 表情や受け答えから気分を読み取ることができる

Step 1 基本ポイント

8 健康行動が起きるのはどんなときか

Point

行動が起きるときと維持されるときとでは，必要な条件が異なる

行動を起こし，そしてそれを続けさせる

健康行動が起きるのはどんなときかを，対象者の立場でまとめると次のようになります．

「何をどうしたらよいかが明らかで，そうすることが自分にとって大切とわかって，それによる良い結果が期待され，さほどの苦痛や労力を伴わずに，何とかできそうと思うとき」です．健康行動の変化が起きるには，これらの条件が必要となります．しかし，これは行動変化の始まり，きっかけでしかありません．行動が生じることと，その行動が続くこととは，からくりが異なるからです．

行動の維持には，強化が必要

起きた行動が続くには，その行動の後に本人にとって何らかの良い結果がもたらされないといけません．できれば行動の直後に良い結果が生じるのが望ましいでしょう．このように行動の後に望ましい結果が生じ，それによって，行動が強くなったり，維持されることをオペラント強化といいます．

さざいな結果を積極的にフィードバック

良い結果，望ましい結果は，人によって，場合によってさまざまです．体調の改善でも，指導者や家族の注目，ほめ言葉でも，本人の達成感でも，肩こりや不眠の軽減など苦痛の減少でも，それは行動を続ける力になりえます．体重や検査値の改善などは，行動変化が続いた結果として後で現れてくるので，それまでは，見過ごしやすいささいな良い結果に着目して，それを本人に積極的にフィードバックするとよいでしょう．また，本人にもそのような良い結果に注目するようにアドバイスします．

健康行動を起こすには

- 何をどうしたらよいかが明らかで
- そうすることが自分に大切とわかって（価値）
- それによる良い結果が期待でき（結果予測）
- さほどの苦痛や労力を払わずに（コスト）
- 何とかできそうと思う（自己効力）

その変化を続けるには（強化）

行動によって，何らかの良い結果が生じる

体調の改善　注目・賞賛　達成感　苦痛の減少　検査値の改善

☑ Self Check ─ セルフチェック ─

♯ 大切なことを見落としていませんか

- □ 検査値の結果だけに目がいっていないか？
- □ 行動がどう変わったかを具体的につかんでいるか？
- □ 体調などの良い変化を探しているか？

Step 1 基本ポイント

9 指導の際，意識しておくべき行動の原理とは

Point
望ましい結果が伴う行動は増えやすくなる，という原則を忘れない

オペラント強化の原理は対人サービスの基本

前項（44頁）の「行動の後で良い結果がでるように」という配慮は，指導の際，最も重要なオペラント強化の原理の応用です．認知行動療法では，右図のように「刺激と行動と結果の関係」で人の行動を理解します．この図は人の行動についての理論を最大限，単純化したものです．

刺激―行動―結果の図式で行動を理解する

右図のABCモデルはどんな刺激の後に行動が生じて，その結果何が起きるかという関係を図示しています．内的刺激とは，その人の中で生じる感情や考えや，空腹感などの身体的な感覚をいいます．外的刺激とは，見たこと，聞いたことなど，外部の環境にある刺激です．これらは行動に先立つ刺激で，先行刺激といいます．それをきっかけに行動が起こり，その後に生じた結果はどんなものかという見方です．

行動の後に生じた結果は次の行動の刺激になる

その結果は当人にとって望ましい場合（良い結果）も，望ましくない場合（悪い結果）もあります．この結果がその人の次の行動に大きく影響します．良い結果が生じるとその行動は強くなり，悪い結果が生じるとその行動は弱くなります．これがオペラント原理であり，人の自発的な行動を支配している最も重要な法則です．

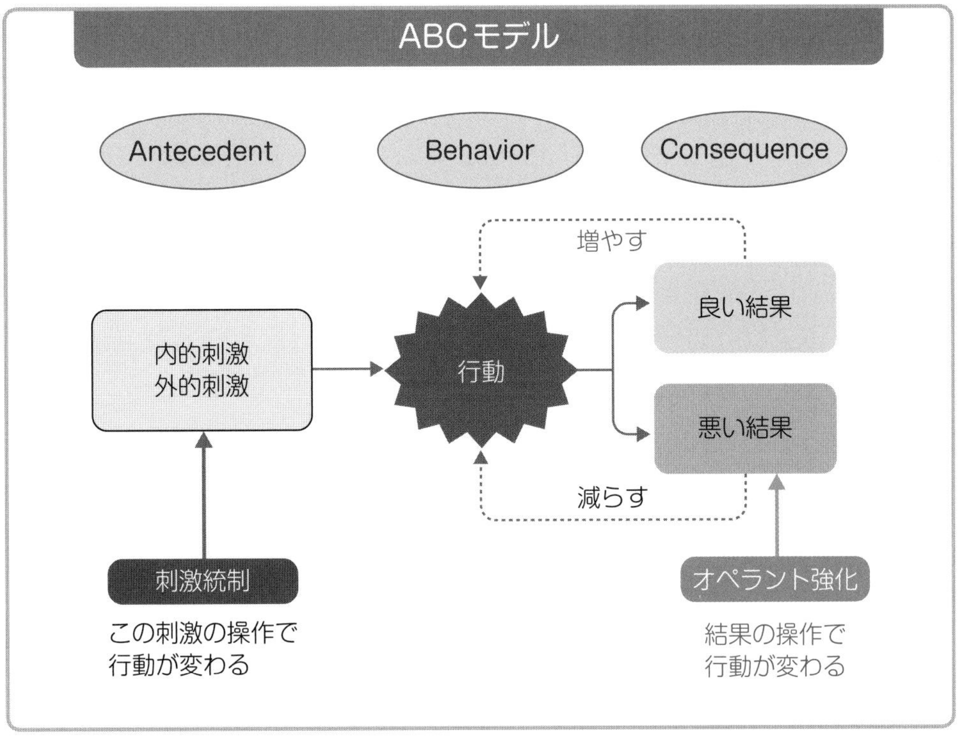

オペラント条件付けの基本図式

行動の後の刺激	＋	－
良い結果（正の強化子）	行動が増える（正の強化）	行動が減る（消去）
悪い結果（負の強化子）	行動が減る（罰）	行動が増える（負の強化）

- 行動の後に正の強化子が加わるか負の強化子が除かれると行動は増える
- 行動の後に負の強化子が加わるか正の強化子が除かれると行動は減る

（足達淑子．ライフスタイル療法Ⅰ（第4版）：医歯薬出版；2014より改変）

Step 1 基本ポイント

10 自分の指導が相手に与える影響をどう理解するか

Point

「だれから」「どのように」言われるかで，受け止め方が異なる

自分が相手にとっての刺激であることを意識する

指導者は対象者にとって，社会的な強化刺激です．これは指導者のふるまいや言動が対象者の心理や行動に影響を及ぼすという意味です．そして，良い影響を与えるためには良好な関係が大前提となります．何を言われたかよりも，だれから，どんなときに，どのように，言われたかが大切なのです．嫌な上司と，尊敬する先輩とで，私たちの情報の受け止め方が正反対になるのは，そのためです．人は感情の動物でもあるので，理屈で説得せずに，その人の気持ちにそった働きかけになるように意識しましょう．

ふだんの行動をオペラント強化で理解する

オペラント原理の日常における具体的な例を右図に示しました．たとえば人に会って会釈をしたら，相手からも微笑みがかえってくれば，これは良い結果でしょう．子どもが手伝いをしたとします．直後に，親から「こんなに散らかして」と注意されたなら，これは悪い結果に終わったことになり，手伝うという行動は減ってしまうでしょう．また，いくら勉強しても悪い成績しかとれないなら，無力感から勉強への意欲もしぼんでしまいます．このように日常の自分の行動に照らし合わせれば，これはしごく当たり前の原理であるとわかるでしょう．

行動の後に良い結果がでるように

この原理をよくよく理解して，実際の指導で使いこなしていただきたいと思います．この理屈からすると，健康行動の後に悪い結果が起きないように，良い結果ができるだけ多く生じるような配慮が大切であることがわかります．つまり単に「早足歩きを30分」という指導でも，それで気持ちよいと感じる人も，疲れる人も，物足りない人もいるでしょう．その人のレベルに合わせて，特に最初に行動を起こした後で悪い結果がでないよう注意すべきです．減食にしても，腹八分目で空腹にさいなまれるようでは，なかなか続かないことになります．

行動は直後の結果に影響される（オペラント強化；強化子）

挨拶をする ……………▶ 微笑みがかえる

手伝いをする ……………▶ ほめられる　無視　注意される

勉強をする ……………▶ 良い成績　悪い成績

マイレージ，ポイントをためる ……▶ 商品に換える

だだをこねる ……………▶ おもちゃを与えられる　無視　叱られる

早足歩きを30分 ……………▶ 気持ちよい　疲れる　物足りない

食事を減らす ……………▶ 空腹　満足

受診，検査 ……………▶ 良い結果　悪い結果

※色文字は正の強化子

▼

指導者は社会的強化刺激，良い関係が大前提

強化子（刺激）

- **物理的強化子**………食べ物，お金，おもちゃ，洋服など
- **社会的強化子**………賞賛，承認，注目，愛情，同意，名声など
- **心理的強化子**………快楽や満足，達成感など

▼

何が強化子として作用するかは人，状況で異なる
行動観察と仮説一検証により「結果」で判断する

（足達淑子．ライフスタイル療法II（第2版）：医歯薬出版；2012より改変）

Step 1 基本ポイント

11 情報提供，動機付け支援，積極的支援を行動モデルで理解するとどうなるか

Point

働きかけの的が行動の鎖のどこかを意識しながら指導する

３段階の指導を行動的教育モデルで理解する

特定保健指導では，対象者をメタボリックシンドロームの問題の重篤さによって①情報提供，②動機付け支援，③積極的支援の３段階に階層化しています．これを，筆者が用いている行動的教育モデルにそって整理すると，右図のようになります．これは，GreenによるProceed Precede Model，情報プロセス理論，そして，その背景にある認知的側面との関係を図式化したものです．

情報から行動維持までの行動の鎖

人が情報（教育）によって行動を変えて維持するにいたるまでには，図の中央に示した個々のプロセスが鎖のように連なっています．その情報に注目して，内容や意味を理解し，納得して，やる気になって（意図），そのことを覚えておいて（記憶），とりかかり（実行），さらにその行動を続けること（維持）ができて，初めて「行動が変わった」ことになるのです．指導や教育は，つまるところ，情報の提供，意思決定の促し，生じた行動の維持強化，の３つの要素に集約することができます．この「情報提供」から「意思決定の促し」までが「動機付け支援」であり，「生じた行動の維持強化」までを含むものが「積極的支援」になります．実際には，情報提供のみで行動変容ができる人もいるし，積極的支援を行っても行動変容が難しい人がいるはずです．

今，鎖のどこに働きかけているかを意識化する

肝心なのは，行動の鎖のどこが切れても行動変容にはいたらないこと，鎖のどこをめがけて指導しているかを意識化することです．すると，指導の目標が具体的になります．同じ情報提供にしても，その人に注目してもらうには，どこを強調したらよいか，どんな提示のしかたがふさわしいか，理解させるにはその人の理解度や知識に合わせて，というように，細かな配慮が工夫できるようになるはずでしょう．

情報が行動に変わる過程

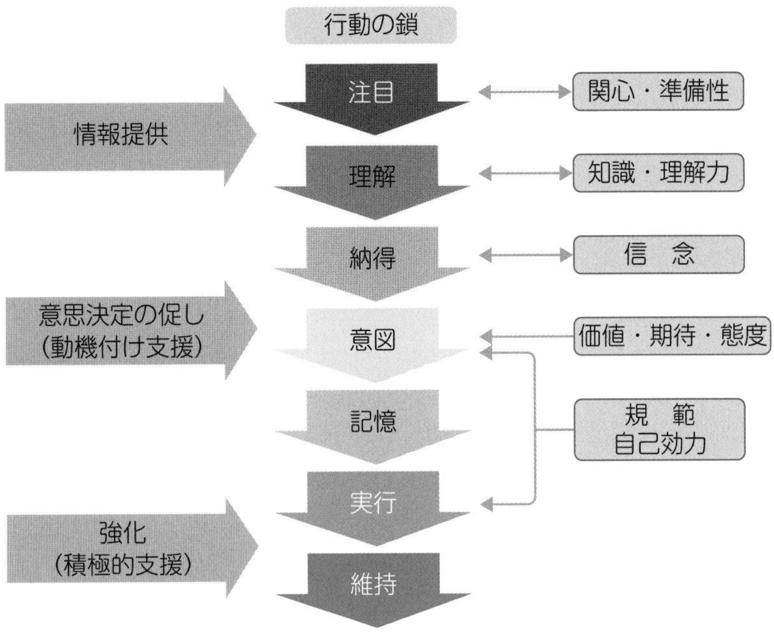

アドヒアランス改善の方法

- 患者の関心がどこにあるかを意識する
- 実行してほしい行動を，具体的に言葉で表す
- 理解力に合わせる
- 口頭だけでなく，文字で示す
- できるだけ単純にする
- 変化は少しずつ，段階的に，7～8割できる目標をたてる
- 困難を予測して予防策を考えさせる
- 努力で得られる効果とその代償を理解させる
- 生活全体を視野に入れる
- 課題の実行度を確認し，努力に注目する

1 メタボリックシンドロームで押さえておきたい情報提供のエッセンスは

Point

怖れさせず，侮らせず，運動中心の内臓脂肪コントロールの必要性を伝える

関心の熱が冷めないうちに正しい知識を

「メタボ」という略語に象徴されるように，メタボリックシンドロームはこの10年間で急速に一般に普及したようです．これまで自分は無関係と思っていた人たちの注意を喚起することには，ある程度成功したといえるでしょう．しかし急速に盛り上がった関心は，熱が冷めるのも早いかもしれません．特定健診を受診した対象者が，冷静に主体的に自己管理を行うために，最低限必要な知識とは何でしょうか．

健診結果の判断ができて，1kgでも内臓脂肪を減量しようと思えるように

情報提供の目標は，対象者自身が①健診結果を自分で評価できるようになること，②メタボリックシンドロームがなぜ悪いのかがわかること，③半年に3～5%の減量が必要であることを理解することです．そのうえで，内臓脂肪はライフスタイルの影響を受けやすいこと，わずかな減量で健康効果が大きいことなどを伝えます．

積極的な健康づくりへのメッセージを．対象者の悩みや迷いをくみとって

怖れすぎず，でも侮らず，気長に習慣改善を行うことが，若返りや生活の質の向上にもつながる，という積極的な健康づくりへのメッセージを伝えたいものです．主なターゲットである働き盛りの壮年期の男性に共通する悩みや迷いを予測して，キャッチコピーで心に訴えましょう．

メタボリックシンドロームに関連した必須情報は

- 生活習慣病と等しく，動脈硬化を悪化させる
- 指導の目的は内臓脂肪の減少
- 内臓脂肪は，たまりやすく，減りやすい
- 半年間で初期体重と腹囲の3～5%減少が目標
- 運動中心のライフスタイル改善で
- 体重変化より前に検査値データが改善することも多い
- 自分でリスクを評価させ，長期のモニタリングを

メタボリックシンドロームの位置付け

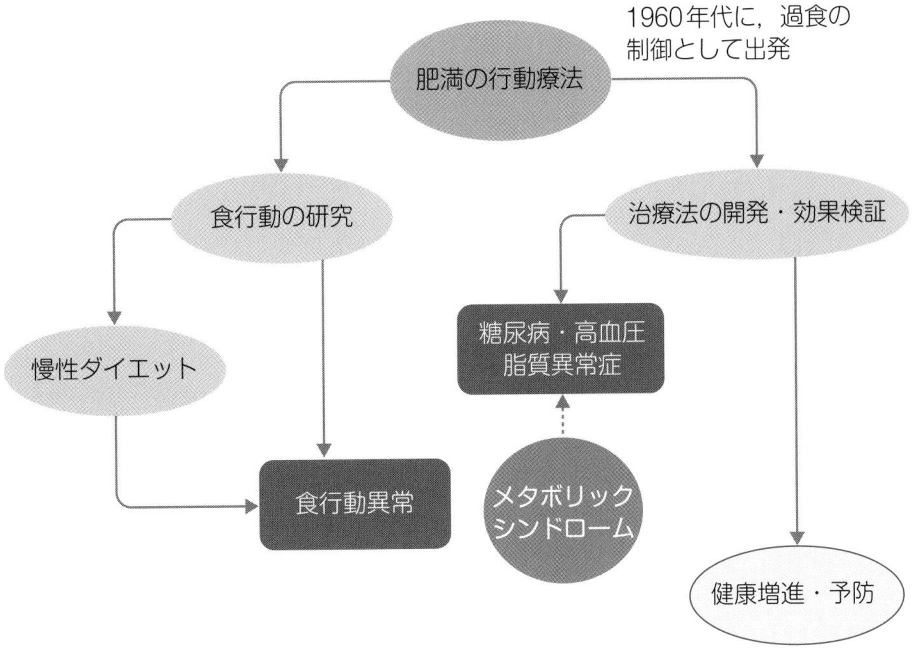

2 必要な知識をどう絞りこむか

Point
必要なのは「自分の場合は○○」という個別具体化された知識．医学的知識はその一部

自分の状況を大づかみに理解させる

行動変容に必要な知識とは，「自分が今から何をどうすればよいか」「それはなぜか」「そうすることでどんな利益が得られるか」という個別に具体化された知識です．そのためには，その人の身体状況や生活習慣について，本人に総合的に大づかみに把握させるのがよいでしょう．速やかに治療をすべきか，診断にはさらに詳しい検査が必要か，あるいは習慣改善に取り組みながら経過を観察するのか，今のままでよいのか，などのオリエンテーションが重要です．

本人の考えや気持ちも，健診結果と同等に配慮する

そして，その際指導者は，対象者の考えや気持ちなどの心理社会面も，身体面や行動面と一緒に評価するべきです．

健診結果については「このままだと後で…」などと脅かすのではなく，中立的で客観的な評価が望ましいでしょう．まず，健診を受診する人は，主に病気のスクリーニングが目的となります．自分のことについての関心は高いでしょうから，それを医学的な観点から，正確にフィードバックしていきます．

本人が問題とすることを優先させる

健診でターゲットにした問題だけではなく，何らかの症状の訴えがあれば，そこに焦点をあてます．肩こりでも，頭痛でも，健康上の悩みに対応して，習慣改善につなげるのがよいでしょう．習慣を変えたり，何かを始めるのにはエネルギーが必要です．気持ちの余裕やストレスへの配慮，睡眠や食欲のチェックを怠らずに進めていきます．

行動変容に必要な知識とは

- 自分が今から何を，どうしたらよいか
- その理由
- それによってどんな利益が得られそうか

▼

この3つを対象者が具体的に理解すること

何かを始めるにはエネルギーが要る
行動変容は一種のストレス

☑ Self Check — セルフチェック —

♯ こんな誤解をしていませんか

- □ 健康リスクを強調すれば，気持ちが変わる
- □ 習慣のどこが悪いかはっきりすれば，変えてくれる
- □ 健診の結果は，誰もが気にしている
- □ 太り続けている人は，健康への関心が薄い

Step 2 情報提供

3 興味を持ち，注目してもらうためには

Point

相手の関心にこちらから近づく．
媒体やキャッチコピーで印象が決まる

人は関心のある情報を選択的にインプットする

「見れども見えず，聞けども聞こえず」というように，人は環境から選択して，情報をインプットしています．つまり，自分に関心のあるもの，大切と思ったものをピックアップし，他は無意味な雑音となります．そうでなければ，頭が混乱してしまいます．ですから，提供した情報に関心がなければ，最初から頭には入っていかずに，捨てられてしまうのです．

「自分と関係がある」と思わせるしかけが必要

情報提供では，中身を云々する以前に，どこかで「自分にあてはまる」「自分と関係の深い話である」と思わせるしかけが必要になります．そのためには相手の関心のありかを探って，こちらから寄り添うのが近道です．体力でも，仕事でも，美容でもストレスでも，最初の入り口は何でもよいので，相手の心にひびくキャッチコピーをいつも考えておきましょう．

一般人の関心事や世の中の動きにアンテナを

そのためには，マーケティングと同じで，対象とする人々の生活感覚や関心ごと，世の中の動きなどに目を配っておきたいものです．お手本や教材は街中やお店，新聞やテレビなど，どこにでもあります．もちろん，メタボリックシンドロームや生活習慣病が気になる人では，直接そこから入ればよいでしょう．

対象者の視線で，目をひく媒体，教材を

情報を載せる媒体も重要です．中身が同じ本でも装丁が違えば印象がまったく異なります．目をひくイラストや書体，色など，常に対象者の視線から，教材や媒体を批判的に観察する習慣をつけておきましょう．

関心と注目をひきつけるには

- 健康だけではなく，どんな理由（体力，仕事，美容，ストレス）も積極的に活用
- 媒体（目をひく装丁，イラスト，書体，色）の工夫
- 心にひびくキャッチコピーを

▼

自分のことだと思わせる

どんな対象者かを具体的にイメージして
メッセージを簡潔に

募集（広告）の方法

- バーチャルの対象者に 語りかける つもりで
- 内容を シンプル に伝える
- 期待感 を高める（面白そう，効果がありそう）
- 目をひく 工夫（イラスト，空間）
- 一字，一句，色にも こだわる（手抜きをしない）

▼

募集で決まる

Step 2　情報提供

4 わかりやすくするためのポイントは

Point

簡潔なほどわかりやすい．必要不可欠な情報に絞りこもう

わかりやすくするには欲張らない．理解できる量に絞る

理解力は個人差が大きく，知的能力や知識の量で個々に異なります．ですから，相手の能力に合わせて提供すべき情報もおのずと異なってきます．年齢や性別，教育程度，職業や環境によっても差があるでしょう．しかし，共通するのは「簡潔に絞りこむ」必要性です．結果説明や種々の健康教育では，指導側が「あれもこれも」と欲張りすぎて，結果的に大切な点が伝わりにくいというケースが多いようです．せいぜい，1回に頭に入るのは3～5個程度であることを覚えておきたいものです．

全体から部分に．先に要点（結論），その後で説明の順にしよう

方法論としては，地図で行き先を探す場合を考えましょう．大まかな全体像からイメージを作り，その後で徐々に細部に進むというパターンが頭に入りやすいのです．新聞の1面での紙面紹介や論文の抄録のように，最初に要点，次にその説明となるとわかりやすくなります．

完全にわかることはありえない，質問を受けながら確認していく

コミュニケーションの限界も知っておきましょう．いくら相手が「ふんふん」とうなずいていても，本当にわかったとは限りません．大切なことは確認しながら，何度でも強調する必要があります．また，一方的にではなく，途中で相手の質問を交え，誤解や偏見を解消しながら，少しずつ進めることができれば，より理解は深まるでしょう．

理解を促すためには

- 相手の能力に合わせて教材を選別
- 簡潔に，必要不可欠な情報に絞りこむ
- 全体（森）から部分（木）に
- 相手の疑問，偏見を解消しておく

▼

欲張らない

確認しながら確実に

大切なことは何度でも

☑ Self Check ― セルフチェック ―

♯ 教材について

- [ ] 情報（教材）は多すぎないか？
- [ ] わかりやすい言葉，簡潔な表現になっているか？
- [ ] 第三者に見てもらったか？
- [ ] 引用，出典は明記したか（著作権を侵害していないか）？
- [ ] 字の大きさ，余白など，イラストはどうか？

5 今より多く動くために できそうなことは

Point

人は必要がないと動かない．現代人の多くは運動不足．手軽にできるふだんの活動から

運動は多くの不調に有効な万能薬

運動不足を自覚し動く必要性を認めてはいても，習慣化していない人が大多数です．運動不足でもさしあたり困らず，車やエスカレーターの便利さ，楽さが優先するからです．運動は体重管理だけでなく，頭痛，肩こり，腰痛などのからだの痛みや，うつ気分や不安の改善，認知症やがんの予防にもつながる万能薬です．運動によって期待できる短期の効果（よく眠れる，肩こりが和らぐ，気持ちが落ち着く，やる気がでる，身体が温まる，仕事がはかどる）を強調するとよいでしょう．

動くことは食べることとは対照的

運動行動は，刺激一反応の観点からは，食べることと対照的な行動といえます．つまり，運動はそのきっかけも乏しく，直後の報酬も乏しいために，自発的には生じにくい行動であるといえます．確かに，運動不足を自覚する人は多いですが，減量を希望する人でも，運動に対しては食事改善ほどには積極的ではなく，特に女性ではその傾向が強くみられます．

きっかけを増やし，付加価値をつけて身体活動の促進を

このような運動行動の特徴を踏まえると，運動を促進するためには，「きっかけ刺激を増やす」，そして「付加価値をつける」工夫が要ることがわかります．通勤を利用してのウォーキング，仕事の合間のストレッチなど，特別な時間を使わずに手軽にできる運動やながら運動でも，「しないよりはずっとまし」であること，運動不足である人ほど運動の効果は大きいことを伝え，すぐに実践できる具体策（右図）を提供するとよいでしょう．

今より多く動くための方法1・日常生活の活動性を高める

- いつも歩きやすい靴を履き，動きやすい服を着る
- エスカレーター，エレベーターを使わずに階段を上り下りする
- 通勤や買い物を利用して，1分でも2分でも多く歩く
——1つ手前の駅で降りて歩く，自転車をやめて歩くなどする
- 職場でトイレに行くときは遠いほうにする
- 食器洗い，ふき掃除，手での洗濯，アイロンがけなどは運動のうちと考えて積極的に行う

（足達淑子編．ライフスタイル療法Ⅰ（第4版）：医歯薬出版；2014より抜粋）

今より多く動くための方法2・生活のなかに運動を取り入れる

- 今までにしたことのある運動，好きな活動をベースにする
- 一緒に運動する相手を探す
- 動いてからだの調子がよくなった感じをつかむ
- 段階的に強くする，一気にがんばらない
- 一度中断してもあきらめずに再度チャレンジする

（足達淑子編．ライフスタイル療法Ⅰ（第4版）：医歯薬出版；2014より抜粋）

Step 2 情報提供

6 減量のための食事指導で欠かせないことは

Point

食は刺激と結びつきやすい．だれでも食べすぎになりやすい

食欲のコントロールには朝食と昼食の充実を

1か月に1kg痩せるには，エネルギーバランスを1日300kcal程度（米飯約2杯分）マイナスにする必要があります．しかし，健康的な減量には極端な減食を避けて，空腹にしすぎないこと，栄養面で偏らないことが必要で，内容の充実した3食を規則正しく食べることが基本になります．これは平凡ですが実践するのは難しいことです．遅い夕食は代謝面から太りやすいことが実証されています．夕食が遅くなるときは，昼食を充実させ，夕方に軽く間食するなどの工夫で夜のドカ食いを防ぎたいものです．

食べすぎになりやすいパターンに気づかせる

食事は快楽や喜びに直結する強力なご褒美（正の強化子）になります．食べ物が満ちあふれている現状では，いつでも，どこでも，何でも「食べる」ことにつながってしまい，だれでも食べすぎになりやすいのです．さらに高脂肪，甘味，塩味のものはおいしいと感じやすく，食べることは手軽なストレス解消にもなります．働き盛りの男性では，無自覚に昔の食習慣を続けた結果太ったというパターンが多くみられます．「外食が多い」「夕食後に食べてしまう」「酒が減らせない」などの問題意識がある人もいます．ライフスタイル質問票（4～5頁）は習慣を見直して気づきにつなげるための手段となります．

長続きするためにおいしく食べて空腹を防ぐ

食欲は感情や生体リズムとも相互に関係しています．①最低でも1食40gの糖質（米飯110g，食パン1枚相当）を野菜を含む副菜・主菜と一緒に，②癖になりやすいスイーツは食後に少量（血糖値の大幅変動を防ぐためにも），③昼食に青魚や肉をしっかりと，④間食は膵臓機能が活発になる16時頃に少量の果物やビターチョコレートを，⑤こんぶ，かつおぶしのうまみ成分で満足感を味わい，⑥ゆっくり食べて食後高血糖を防ぐ，などの最新の知見と，すぐに実践できる具体策（右図）とを組み合わせて提供するとよいでしょう．

食べ方を改善する方法1・食べたくなる刺激を減らす

- 自分の食べる分は自分の器に盛り切る
- 食べ物は目につくところから隠してしまう
  ――缶に入れて戸だなにしまう
- なるべく手のかかる食べ物を選ぶ
  ――たとえばバターピーナッツよりは殻つきの落花生を選ぶ
- 満腹なときに買い物に行く
- 食事がすんだらすぐに歯を磨く

（足達淑子編．ライフスタイル療法Ⅰ（第4版）：医歯薬出版；2014より抜粋）

食べ方を改善する方法2・食べたい衝動を抑える

- とにかく3分間がまんする
- 自分の好きな何かをする
  ――散歩，草むしり，手芸，読書，体操，ショッピング，
  シャワーを浴びるなど
- 食べてよいものをいくつか用意する
  ――焼きのり，こんぶ，スティック野菜など
- あとで空腹感が強まらないように，計画的にしっかりと食べる
- 本当の空腹か，感情的な食欲かを区別する

（足達淑子編．ライフスタイル療法Ⅰ（第4版）：医歯薬出版；2014より抜粋）

Step 2 情報提供

7 休養・睡眠はどうして大切か

Point
生活の質と直結．生活習慣病の予防にもつながる

睡眠に問題を感じる人は多い

睡眠に問題がある人はどの年代でも20〜30%と多く，若い人からお年寄りまで関心が高いといえます．2017年の患者調査では，睡眠障害は55万1千人と2002年の2.3倍に増えています．食事，運動，休養という健康づくりの3要素のうち，休養は，食事と運動に比べるとこれまで比較的軽視されてきました．睡眠は究極の休養で，ストレスや生活の質に直結し，習慣改善の効果も早くでます．認知行動療法は不眠の第一選択治療と評価されていますが，知らない人が多いので，対象者には新鮮で魅力的なテーマになりうるでしょう．

ぐっすり眠ると減量しやすい

睡眠は食事に劣らない大切な生命活動であり，睡眠不足は肥満や糖尿病や高血圧などの危険因子となります．エネルギーバランスと強くかかわっており，減食や飢餓は眠りを阻害し，睡眠不足は過食につながります．4時間という短い睡眠の実験では，レプチン（満腹ホルモン）の分泌が減り，摂取エネルギーが増え，糖質や脂質を好むように嗜好が変化することがわかりました．減量指導では睡眠のチェックは必須であり，ライフスタイル質問票（4，5頁）はそのような視点で作成されています．

食事や運動と一緒に提供するのがベスト

睡眠が生体リズムと健康に及ぼす影響などの基本的知識だけでも，まだ一般的には普及しているとはいえず，対象者にとって魅力のある新鮮な情報です．したがって食事や運動について説明する際には，休養，睡眠，ストレスなどの情報も同時に提供することが望ましいでしょう．心と身体は密接な関係にあって，行動変容には心の健康，心のエネルギーが欠かせないからです．

休養・睡眠の特徴は

- ストレスや生活の質と直結する
- 具体的な心の健康づくり対策になる
- 若い人も関心が高い
- 知識だけでも新鮮，効果のある人がいる
- 不足すると肥満，糖尿病，高血圧などのリスクになる
- 食事や運動と絡めるのが実際的

睡眠と健康

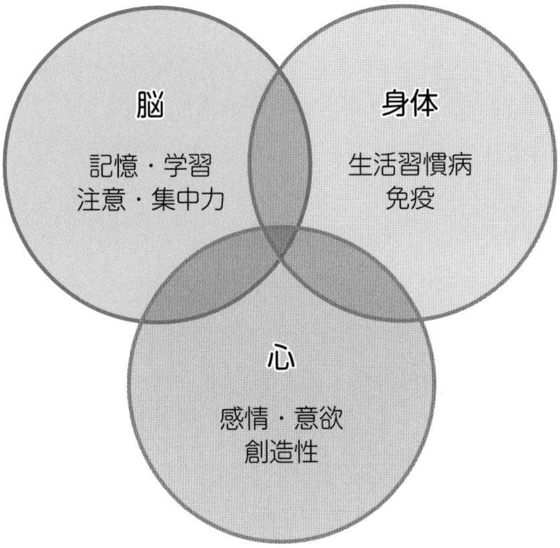

（足達淑子. ぐっすり眠る：健康行動出版；2002より）

1 動機付け支援の要点は

Point

「できそうなこと」を探して，実行への意欲を引き出す

情報提供のうえで，個別に目標を設定して実践させる．これが動機付け支援の目標

動機付け支援の目的は，対象者の具体的な行動への「やる気」を引き出すことです．自分なら，どんなときにやる気が起きるでしょうか．「これなら実行できそう」「良い結果につながりそう」と思えたとき，「楽しそう」「前からしたかった」なども，あてはまるのかもしれません．指導者は対象者がどんな努力をしているのか，何をしてもよいと思っているのかに注目し，その主体性を十分に尊重しましょう．実行するのはあくまで本人で，指導はきっかけの提供にすぎないことを忘れないようにします．

気持ちはうつろう．雰囲気や指導者との関係性が大切

人は感情の動物で，気持ちはうつろいやすいものです．一見固い決心も挫折するし，逆にその気がなかったことでも，話のもっていきようや，その場の雰囲気に乗せられたりします．ウインドウショッピングのつもりで，つい衝動買いした経験はないでしょうか．それと同様に，指導の場の雰囲気や指導者のものの言い方などが対象者の気持ちに大きく影響します．同じ内容でも，どんな状況で，だれから，どのように言われるかで受け止め方が異なるのはそのためです．

相手を批判せずに，いったんありのまま受け入れる

パートナーシップ，つまり対象者との関係性がものをいいます．これは積極的支援ではより重要になりますが，動機付け支援においても「この人のいうことなら」と，対象者に思ってもらえなければ指導が始まりません．そのためには，最初は批判せずに，いったんありのままを受け入れるのがよく，説得で無理に相手を変えようとしないことが大切です．習慣を変えるのは本人でも抵抗があることを忘れずに，本人の変えてみようかという気持ちの芽を育てるつもりで支援しましょう．

動機付け支援の要点は

- できそうなこと，実行したら良さそうなことを一緒に探す（何ができそうか）
- 本人のこれまでの努力，今の努力に注目する
- 実行するのは本人．自己選択ができるように指導者はきっかけを提供
- 気持ちはうつろいやすい，固定化してみない
- 無理に変えようとしない，変わるようにお膳立て

☑ Self Check ― セルフチェック ―

対象者の「やる気」を引き出すために

- □ 相手の話を聴こうとしているか？
- □ 健康な部分，良い面に注目しているか？
- □ 相手の気持ちを想像しているか？

Step 3　動機付け支援

2 短時間で相手の心を開くには

Point

変わる主体は本人．リラックスして指導から支援に

「説得して変えようとしない」が支援の鉄則

健診後の指導は，「検査の結果が○○でしたから，○○したほうがよいでしょうね」といったスタイルになりやすいものです．対象者もこれまでの経験から，「指導」にはそういうイメージを抱いています．しかし，習慣変容指導とは，相手の主体性を引き出して自己決定を促すことです．これは，指導というよりは「できそうなこと」を一緒に探すカウンセリングに近いでしょう．共同作業のパートナーとして対象者のありのままを受け入れるつもりで臨みましょう．

コミュニケーションは共同作業．
五感を磨いて相手のメッセージを受け止める

コミュニケーションの良し悪しは，対人関係を決定的にします．コミュニケーションには，言語だけではなく，非言語的な要素（表情，動作，姿勢，身ぶりなど）や，準言語的な要素（声の調子，話し方，強弱など）があります．メールなど言語のみのコミュニケーションは最も情報量が少なく，誤解が生じやすくなります．一方，面接は全要素からなる最も濃厚なコミュニケーションです．短時間でも対象者に集中し，表情や声にも注意して相手のメッセージをしっかりと受け止めましょう．指導者自身も相手から観察されていることを忘れずに．

相手への共感と長期的な視点で信頼を得る

「どんなことが気がかりですか」など開かれた問い（open question）を投げかけて，最初の２分はまず相手の話に耳を傾けます．その間に表情や動作をよく見て，声の調子から気持ちも聴き取ります．「なるほど，だからこうなのね」と相手に共感ができて，長期的に相手のためを考えていると伝えられれば，たいていの人から信頼されます．

短時間で相手の心を開くには

- 相手の「ありのまま」を受け入れる
- 指導者ではなく，カウンセラーになる
- 良好なコミュニケーションを心がける
- 相手に共感する
- 長期的に本人のためになることを考える

クライアントとカウンセラーの関係

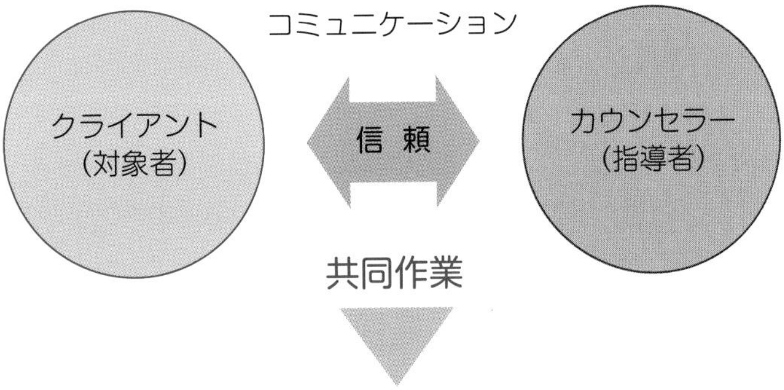

- 意味や感情をやりとりする行為
- 刺激―反応の相互関係

（足達淑子．栄養教育論（改訂第4版）：南江堂；2005より改変）

3 相手の準備性をどのように キャッチするか，そのための質問は

Point
準備性を固定視しない．
健診と面接を準備性ステップアップの機会ととらえる

準備性は３段階程度におおまかにとらえよう

習慣を変えることは，だれにとってもある種のストレスになります．実行するのは本人．ですからその人自身が習慣変容をどう思っているかが決め手となります．これを準備性といい，プロチャスカの５段階の分類（右図）がよく知られています．しかし現実的には，「やる気あり」「やる気なし」「グレーゾーン（あいまい）」の３段階程度に見分けるのが実際的と思われます．

紋切り型の質問票よりは，対面での応答のほうがよくわかる

細かく質問票などで評価しなくても，面接時の相手の表情や，健診結果の受け止め方でおよその見当をつけることができます．

・健診結果をごらんになって，どのように感じられましたか？
・今まで，ご自分で，工夫や努力をされたことはありますか？
・今，何か心がけていらっしゃることはありますか？　など．

これらの質問への答えで相手が自分の身体の状況をどのように受け止めているか，およその判断ができます．

多忙は「したくない」の別表現？ そんなときは疲労の対処法から入る方法もある

また，「忙しい」は最もよく用いられる言い訳です．残業時間や帰宅時間，休日の有無などを「追及」ではなく，「確認」してみましょう．また，多忙であるときほど，ちょっとした息抜きが疲労回復に有用であること，短時間にできるストレッチ，通勤時間を活用した歩行促進などを提案してみるのもよいでしょう．

準備性をどうキャッチするか

- やる気のある人，ない人，グレーゾーンの人の3段階程度におおまかにとらえる
- 健診結果をどう受け止めているかをまずたずねる
- これまでの努力，今心がけていることを把握する
- 「忙しい」は最大の言い訳
  時間がなくてもできることをいくつか提案してみる

行動変容への準備性（プロチャスカの5段階の分類）

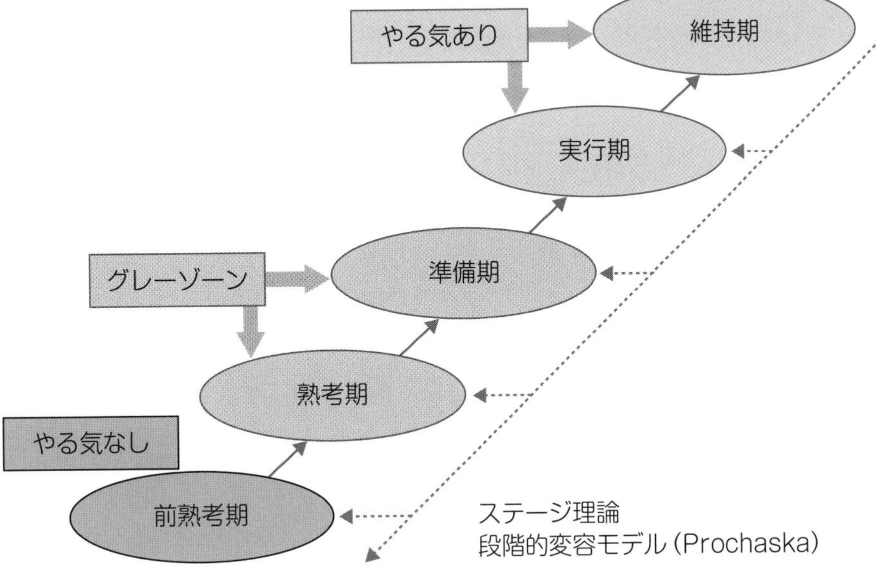

4 実行可能な目標行動をたてるには

Point

努力して 7～8 割は実践できそうなこと．具体的でずっと続けられることを

努力して7～8割できる行動を探す

動機付け支援も積極的支援も目標行動を設定するところまでは一緒です．これは，実際に行ったことのない人にとっては，途方にくれる作業かもしれません．実行可能とは，パーフェクトということではなく，7～8割できれば十分です．そのため目標設定のポイントは，今は実行していなくても，努力すれば7～8割達成できそうな行動，そしてそれを実行すれば効果が期待できる行動をみつけることにあります．

努力や意向を尊重し，具体的で明確な行動として示す

目標設定では，本人がこれまでに行ったこと，今努力していること，やってみたいことに注目してみましょう．それらの中に，実行可能な行動のヒントがあります．

たとえば，「間食を減らす」というようなあいまいな表現ではなく，「1日に80kcal分の果物かお菓子」など，具体的で，指導者とイメージが共有できるものが望ましいでしょう．

実行できる行動は多くの人に共通している．例示した中から選ばせる方法もある

目標行動の設定をすべてを面接で行うと最低30～40分はかかります．しかし日常生活で目標にできる行動は，食事でも身体活動でも，多くの人に共通しています．そこでワークシートを用いて，具体的な行動のメニューを例示し，本人に選ばせる方法が，時間の節約にもなり，役立ちます．減量の目標は，メタボリックシンドローム指導の目安（半年間で－5%の体重と腹囲）を参考に，無理のない範囲で設定します．

実行可能な目標行動をたてるには

- 過去の努力や，本人の意向を尊重する
- 努力すれば7～8割は達成可能なもの
- 実行すれば効果が期待できるもの
- 具体的で明確な行動として示す
- 極端な変化ではなく，持続できそうなもの
- 行動のメニューを例示して，選択させることもできる

食事の目標選択

	できている	できそう	できない
腹八分目		○	
ご飯はお茶わん1杯，パンなら食パン1枚	○		
揚げ物（天ぷら，フライ）は週に3回まで	○		
牛乳，ヨーグルトは低脂肪に		○	
マヨネーズ，ドレッシングを低カロリー，ノンオイルに		○	
外食では和定食を選ぶ			○
丼もののご飯は全部食べずに残す			○
甘い清涼飲料水を飲まない	○		
お菓子は1日1個まで		○	
酒は日本酒1合（ビール500mL）まで	○		
酒のつまみは低カロリー食品（野菜スティックなど）に	○		
休肝日を週に2日以上		○	
寝る2時間前までに食べ終える	○		
夕食後は食べない		○	
野菜を1日2食以上		○	
魚料理を週に4回以上		○	

できそうなことから目標を選択

（ワークシート（1）（6頁）より抜粋）

Step 3 動機付け支援

5 やる気のない人にどうするか

Point

短時間で相手を変えようと焦らない．
自分の現状をありのままわかってもらう

場面や状況によって，対象者のやる気にはばらつきがある

自発的に健診を受診する人で，まったくやる気のない人は多くはないでしょう．会社の定期健診を受けた人では，一定の比率でやる気のない人が想定されます．これまでの保健指導にマイナスイメージがあって，指導を敬遠している人もいるかもしれません．

指導者が最も頭を悩ますのは，この「やる気のない人」への対応だと思われます．何とか説得したいと焦ったり，困惑したりしがちです．

否定的な人には深追いせずに，現状をクールに伝える

結果だけわかればよい，余計な話を聞きたくないといった指導に否定的な人には，深追いはむしろ逆効果になりやすいでしょう．相手の考えを変えようとむきにならず，自分自身のことだから，と指導者も少し距離をおいてクールに反応します．感情を交えず，現状をありのままに伝えましょう．

「この1年で2kg太ったなら，このままだと1年後にはまた2kg太りそうですね」「今なら，予防できそうですが，糖尿病になってしまうと厳しい制限になりますね」など，脅しにならないように気をつけながら伝えてみます．

他の悩みや生活の質を話題にしてみる．今がだめでも好機がくる可能性を捨てない

また，生活の質の向上という観点から，ストレスや睡眠，食事との関係に言及するのもよいでしょう．今はだめでも，生活の変わり目，近親者の病気などをきっかけに急に「その気」になる場合も少なくありません．ですから「やる気がない」と決めつけずに，いつでも相談に来れる関係にしておきたいものです．

また，うつ病などがあれば，当然やる気も起きません．睡眠と食欲の状態は必ず確認すべきですが，それだけでなく，相手の表情に注意して，気分の浮き沈みもさりげなくチェックしておきます．

やる気のない人にどうするか

- 追いつめずに，現状をクールに見直してもらう
- 生活全体を視野に入れ，健康への関心を促す
  （能率や気分の良さを強調）

▼

最低限，必要な情報はしっかり伝える

緩やかな観察・情報提供を行い，
生活の変わり目で再度検討させる

うつ病など他の病気に注意を向ける
（睡眠と食欲の状態は必ずチェック）

☑ Self Check ― セルフチェック ―

やる気のない人への対応は

- ☐ 相手のやる気のなさに対して腹をたてていないか？
- ☐ どうせ何を言ってもだめとあきらめていないか？
- ☐ 何とかして説得しなくては，と焦っていないか？

6 さしあたり困らない，健康のイメージがあいまいな人には

> **Point**
> 健康だけを理由にしないで，
> 生活全体からアプローチしてみる

健康や病気の予防は，説得力に乏しい

40頁でも述べたように，無症状レベルの健康問題は，習慣変容へのモチベーションとしての力は強くはありません．人は行動の直後の結果に影響されやすいことを思い起こしましょう．自分がさしあたり健康であると思っている人，自覚症状がない人には「健康のため」「病気の予防」を前面に出した説得はピンとこないものです．人は自分が関心のある情報以外は，頭にインプットできないことも考慮しましょう．

今，大切に思うこと，気がかりなことは何かを探ってみよう

このタイプの人には，その人が今，何を大切に感じているかを探ってみる手があります．仕事やストレスなどは，多くの人の当座の関心事と思われますから，それと関連付ける方法もあります．また，過去の病気や事故，家族の病気や近親者の例などで，健康の大切さを実感した経験を思い出してもらうという方法もあります．

最近歳を感じるようなこと，こうなりたいと思っていることがないだろうか？

いずれにしても，人は毎年歳を重ねていきます．そして，以前のように若くありたいという気持ちは多くの人が抱いています．体力がつく，スタイルが引き締まる，以前の服が復活できるなど，直接のきっかけは何でもよいと考えましょう．何であっても，楽しみや利益になることは，生活習慣改善の強化刺激として用いることができるのです（48，49頁参照）．

さしあたり困っていない人には

- 「健康のため」「病気の予防」は魅力が乏しい
- 今，大事と思うこと（仕事・ストレス）と関連付ける
- 過去の病気や事故の経験を確認する
- 家族や周囲の例から，健康の大切さを実感させる
（ご両親は健在ですか？）

▼

体力（スタミナ）がつく，若返る，かっこよくなる

美容上良い，経済的など，理由は何でもかまわない

☑ Self Check ― セルフチェック ―

♯ 自分に置き換えて考えてみましょう

- □ 健康の大切さを，つくづく実感したことは？
- □ 今，自分にとって一番大切なこと，価値あることは何だろう？
- □ 自分の行動への強化子（ごほうび）として使えそうな楽しみは？

Step 3 動機付け支援

7 面倒だからできそうもない，忙しすぎると考えている人には

Point
ゲーム感覚の軽いノリでかまわない．
生活が快適になると期待させよう

「忙しい」は最も多い言い訳．「それどころではない」というメッセージかもしれない

「忙しいから」は，指導者が最も頻繁に遭遇する「できない理由」と思われます．このなかには実際に疲労困憊という人もいるかもしれませんし，「そんなことを考える心のゆとりがない」というメッセージである場合もあります．いずれにせよ健康を表に出した説得は，このような人には上策とは思われません．「食事や運動の習慣改善」といわれると，今の生活を否定された気分になり，難行苦行をイメージしてしまうかもしれないからです．

セルフコントロールできると仕事もはかどる，気分も良くなる

このような人には，大したことない，軽い気分，ゲーム感覚，やってみれば結構楽しい，という側面を強調するほうがよさそうです．それには，指導者自身が，自分を少しだけ変えること，あるいは無理なくほどほどの意欲と努力で実行することの楽しさを実感していてほしいものです．習慣変容に必要なセルフコントロールのスキルは，ビジネスパーソンにとっては仕事との共通面も多く，行動変容は広義のメンタルヘルスということもできます．日常生活にリンクした身体活動，通勤途上での早足歩きや，ほんの10分でできるエクササイズやストレッチ，エレベーターを階段に代えるなど，多忙でもできそうな具体的行動の引き出しをいくつも用意しておきましょう．

始めるのもやめるのも本人の自由である

また，完ぺき主義や優等生である必要はさらさらないこと，自分のために自分で行う行動なので，いつ始めるのもいつやめるのも本人の自由であることを忘れないでおきましょう．強要されたとたんに，嫌になるタイプの人がいます．すなわち，他人の言いなりにはなりたくない人です．こんな人がその気になると，意外とがんばって成果をあげたりもするのです．

「面倒でできない」「忙しい」という人には

- ゲーム感覚，苦痛ではなく楽しさを強調する
- 忙しくてもできる行動レパートリーを紹介する
- 実生活のスケジュールを具体的にたずねてみる
- 完ぺきをねらわず，7～8割でもできれば上出来と理解させる

☑ Self Check ― セルフチェック ―

♯ 忙しいという言い訳への対応を考えておきましょう

- □ 忙しいなかでも自分が実行している健康習慣は何だろうか？
- □ 仕事に集中できるために必要な条件を考えてみよう
- □ 実際の就業時間，通勤時間などをたずねてみる
- □ 仕事の大変さに共感する
- □ 何か楽しみにしていることをたずねる

8 以前にも努力したけれど，効果がなかったという人には

Point

以前の経験は大いに役立つ．
失敗ではなく「学習」ととらえステップアップを

以前の努力は，健康に関心があることの証拠．まず，その努力を評価しよう

まずは，以前に努力したという経験そのものを評価しましょう．このような人は，健康への関心が今はしぼんでいても，もともとは持っているはずです．また，「簡単に減量したい」という過剰な期待があるのかもしれません．

「何をして，どうなったのか」を具体的にたずねてみる．そこから問題解決の糸口がみつかる

「以前はどんなことをなさったのですか」「全然何も変わりませんでしたか」など，そのときの状況を再度思い出してもらうことで，実際にはどうであったかがより明確になります．また，いったん生じた変化が元に戻った可能性も高いと考えられます．その場合は「何がリバウンドのきっかけでしたか」とたずねて，うまくいかなかった原因を洗い出します．

メタボリックシンドロームの目標は緩やかな減量．無理なくできることがきっとあると励ます

半年間で初期体重や腹囲の5%減少というメタボリックシンドロームでの一般的な目標は，比較的緩やかで無理のない習慣改善で達成できる場合が多いこと，以前の経験が次に生かせることを強調しましょう．そして，現在できていること，以前にしてみたこと，実行できそうと思っていることに注目します．また，減量が無理なら，「今より太らない」ようにするだけでも，何もしないよりはずっとましであることを理解してもらいます．体重や腹囲の測定はだれでも簡単にできます．

以前に効果がなかったという人には

- 挑戦するだけでも，効果が期待できると説明する（無駄ではない）
- 以前の経験から，失敗しやすい状況をピックアップして問題解決法を考えさせる
- 過剰な期待を抱いていないかをチェックする
- 生活改善による緩やかな減量の重要性を強調する

☑ Self Check — セルフチェック —

対象者の気持ちになってみましょう

- ☐ 自分で挑戦して思うようにできなかったことを思い出そう
- ☐ 過大な期待や無理がなかったかを考えよう
- ☐ 今度はどうすれば長続きするだろうか？

Step 4 積極的支援

1 積極的支援の初回面接で，動機付け支援に加える要素は

Point
より確実な行動変容に向けて，
対象者が行う課題を具体的に明確にする

目標行動の設定までは，動機付け支援と同じ

情報提供と実際に取り組む行動を目標設定すること．ここまでは動機付け支援と基本的には同じプロセスです．しかし，積極的支援の面接では，よりいっそう実行から維持までを見越した内容にする必要があります．確実に実行してもらい，それが続いているかどうかをその後まで追跡することを対象者に納得してもらわなければなりません．そのためには，本人が「自分が面接後に実行すべきこと」を，具体的に理解しておくことが，最低限必要となります．

できれば行動のセルフモニタリングをしてもらう

具体的な行動や減量の目標を設定したとしても，それだけでは明らかに不十分です．簡単な様式でよいので自分の行動を記録することが，セルフコントロールを確実にします．これは，セルフモニタリングといって自分の行動の観察と評価だけでなく，自己強化にもなります．簡単な方法ですが，単調で飽きやすいという弱点もあります．しかし，実際の行動を，対象者自身と指導者が把握するには，これは不可欠です．長期が難しければ，最低最初の１か月だけでも実行できれば，しないよりはずっとましです．少なくとも積極的支援の対象者には，全員に提案すべき具体策です．

今後の予定についても，インフォームドコンセントを

対象者自身の主体性を尊重するには，初回面接以降に行われる指導者からの働きかけについての十分な説明と同意が必要です．動機付け支援の目標設定までであれば，緩やかな取り決めであって，対象者の束縛感は少ないでしょう．しかし，積極的支援における数か月間，数回にわたっての指導に対しては，抵抗感の強い対象者もいる可能性があります．現実的には，納得して同意した人だけが実際の継続的な指導の対象になるでしょう．いずれにせよ，指導者と対象者とのパートナーシップが鍵になります．

初回面接でさらに加える要素は

- 動機付け支援に加え，より確実な実行と維持ができるように準備する
- セルフモニタリングは全員にすすめたいセルフコントロール法
- 今後の追跡計画について十分に説明して納得してもらう
- より強いパートナーシップを築いておく

初回面接で行うこと

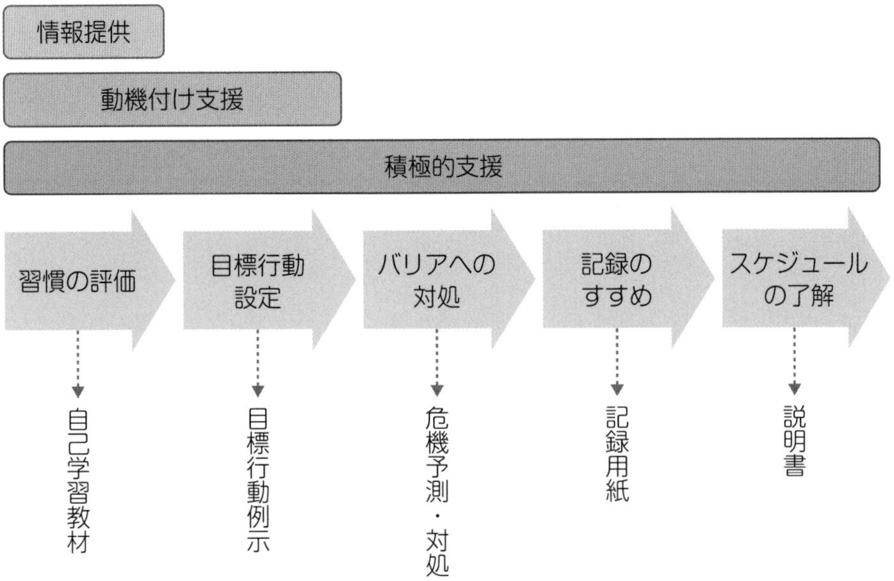

2 今後の計画について理解と納得を得るには

Point
本人に「自分のために自分で行った選択である」と思ってもらうことが大切．そのためにも選択の余地を

数種類の中から選ばせることができれば，主体性を尊重したことになる

できればいくつかのメニューを提示して，その中から本人に選ばせるとよいでしょう．だれでも押しつけられると抵抗が出てきますが，自分の意思が働くと積極的になりやすいものだからです．本人が自分で決定したと思えば，それについての責任感が生じ，それがやる気につながります．その意味からは，提示するメニューは2つか3つでも，1つよりはずっとよいでしょう．

1つしか準備できなければ，今後の計画を簡潔に明確に説明して理解してもらう

いくつもプランを準備できないときは，本人に今後の計画をしっかり納得してもらいます．これがスケジュールについてのインフォームドコンセントにあたります．たとえば，図に示したり，具体的な日付けを記入したスケジュール表を渡すなど，簡潔な文書を添えて理解を促します．この全体像が，本人の頭にしっかりと入っていないと，後のフォローが難しくなります．相手が理解したか，質問はないか，このプランやスケジュールで大丈夫そうか，などの確認をとっておきたいものです．

パートナーシップを大切にして，対象者自身が主役であることを忘れない

計画の目的は，あくまで対象者の健康と快適な生活にあることを忘れないようにし，指導者の仕事と，はき違えないように注意しましょう．「あなたの仕事のために，何で私ががんばらないといけないのか」と対象者に思わせたら失敗です．そのためにも，くどいようですが，パートナーシップを大切にしましょう．

相手の気持ちや，時と場合に応じて柔軟にコミュニケーションができるように，日頃の訓練をしておきましょう．マニュアルどおりにはならないことを自覚しておくと，負担感が軽くなります．

追跡の計画に同意を得るには

- できれば，いくつかのメニューから本人に選択させる
- それが無理なら，今後のスケジュールを明確に説明する
- 主役は本人，そのQOLの向上が目的であることを忘れない
- パートナーシップと本人の意欲が大前提

☑ Self Check ― セルフチェック ―

スケジュールの説明

- □ こちらの方針を押しつけようとしていないだろうか？
- □ 相手は，具体的に十分に理解しただろうか？
- □ 資料や説明文は，後で読んでもわかりやすいようになっているだろうか？

Step 4 積極的支援

3 目標行動を確実に実行させるには

Point
思いたったときが実行のとき．
無理のない範囲ですぐにとりかからせる

その気になっている間に，すぐにでも行動にとりかからせる

面接でうまく目標行動が決まったならば，その直後が最も「やる気」が高くなっているはずです．後になるほど，熱が冷めていきます．その間にさまざまなことが起きて，どちらでもよいとなりやすいのです．たとえば「夕食で米飯を茶わん1杯まで」と決めたら，その日のうちに実行するチャンスがきます．このように，すぐに実行できることを，その日のうちにでもとりかかってもらいましょう．そのためにも，行動の記録はぜひとってもらうようすすめます．

どんなときに難しいかも予想して，問題解決法を考えてもらう

面接で「実行できそう」と思うことと，実際に「実行できる」こととは違います．何をするのかを選択する際，「これで本当にできそうですか」「もしできそうもないとすれば，どんなときですか」とたずねてみます．楽観的すぎる人では，より現実的になるかもしれません．また困難な状況が予測できたら，そのときに「どうしたらよいか」まで，検討しておくとよいでしょう．これは，現実的な問題解決法の練習にもなります．

ゆとりをもって，ほどほどに行わせる．ステップバイステップで確実に進める

急激な習慣の変化は，ストレスになり長続きしにくいものです．行動変容に成功するコツは，楽しみながら，ゆっくりと無理せずに行うことです．焦らずに，不完全でも，続けることに意義があります．難しかったらもう少し目標のステップを小さくしてみるなど，目標にもゆとりを持たせましょう．また，一度に欲張ってあれもこれもと取り組ませないこともポイントで，3つか4つで十分です．家族や友人などの協力が得られれば，いっそう実行しやすくなるでしょう．これが社会的サポートです．特に中高年男性の食事については，妻の理解と協力が鍵をにぎる場合が多くなります．

目標を確実に実行させるには

- 今日から，すぐにできることにとりかからせる
- 実行が難しい状況（バリア）を予想し，
それへの対処も考えさせておく
- 無理のない範囲で実行させる
- 家族や友人などからサポートしてもらう

セルフモニタリング（行動記録）

目標 ⇩ 日にち ⇨	1	2	3	4	5	6	7	1週目
曜日 ⇨	月	火	水	木	金	土	日	達成率
通勤でひと駅分歩く	○	×	○	△	○	／	／	70 %
ビールは350mLまで	△	○	×	○	×	○	×	50 %
（自由欄）								
気づいたこと 気持ちや体調の変化など	2日は雨で歩かなかった 飲み会があると節酒は守れない							

［記録のしかた］　実行できたら………○
半分できたら………△
できなかったら……×

4 目標行動が実施できたかどうかを確認するにはどの時期が適切か

Point
行動が変わるとすれば 1〜2 週間以内である．
2 週間以内に確認できればベスト

最初のコンタクトは2週間以内が理想的．スタートがうまくいけば続く可能性が高い

できれば2週間以内にコンタクトをとります．なぜなら，この忙しい社会では，新しい刺激が人の行動に影響している期間は2週間程度と考えられるからです．つまり，刺激は2週間しか続かない，と考えておくべきです．放っておいても，自分でできる優等生もいるでしょう．しかし，脱落する人は比較的早くにあきらめてしまい，3日坊主，1週間で挫折ということもあります．できない場合は，早めに次の策を講じないとせっかくの意欲がしぼんでしまいます．

本人が2週間以内に自分の目標を自己評価するように教示する

2週間以内にコンタクトができない場合は，本人が自分で2週間後に目標の見直しをするように，あらかじめ教示しましょう．欧米での強力な介入とは，週に数回，1回が数時間というレベルであって，月に1回という頻度は，維持期の介入法に相当します．月1回の介入で行動変容ができる人は，最初から適度な情報のみでもセルフチョイス，セルフケアができる人でしょう．自立度の低い人，実行が危ぶまれる人では，特にはじめのうちは，週に1回がのぞまれます．

最初が肝心．導入時期は頻繁に強力に介入し，徐々に自分だけでできるようにシフトする

この考えにたつと，導入の時期は頻繁に強力に，そして少しずつ間隔をあけながら，セルフコントロールにシフトさせていくのが，上手なプランニングといえます．そして，強力に介入し続けた後で，急速にかかわりを断たないようにします．困難な課題ほど，あるいは指導が役に立っている場合ほど，指導を取り除いた後は，習慣が逆戻りする危険が高くなります．

実行を確認する最適の時期は ―― 追跡スケジュールのたて方

- できれば2週間以内に何らかの方法でコンタクトをとる
- できているか，しなかったたか，できなかったかを確認する
- できない行動は，理由を探して修正する
- 最初は頻回に，徐々に間隔をあけていく
（やる気が冷めないうちに，補強する）

支援スケジュールの例

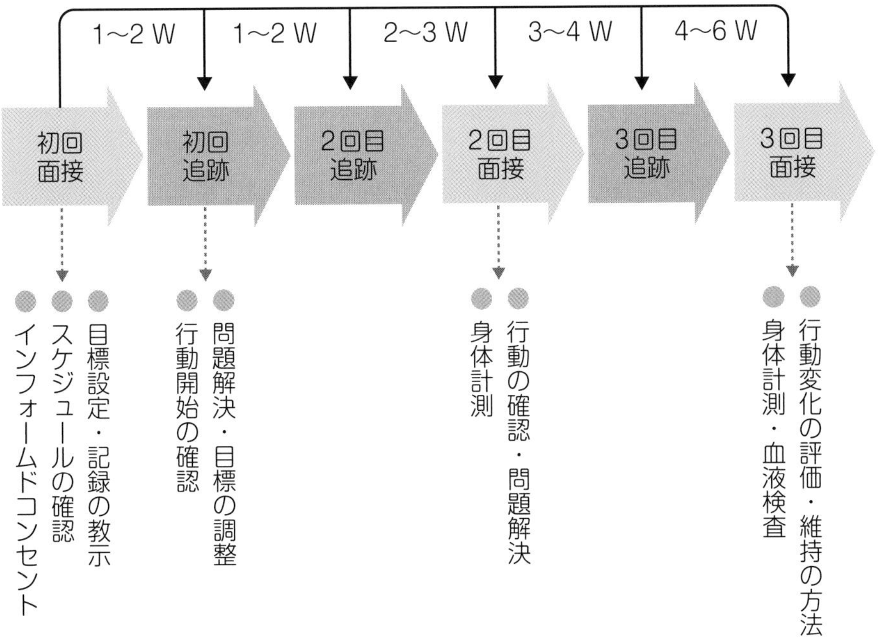

Step 4 積極的支援

5 導入期としての目安はどの程度か

Point
「やる気」は最初ほど強い．
最初の１か月でうまくいくかどうかが予測できる

最初の１か月が勝負．ここで軌道にのれば，その後もスムーズに続けられる確率が高くなる

導入期の目安は，最初の1か月です．この間に，本人の行動変容をしっかりとサポートします．この時期に目標行動が実行でき，体重が1kg以上減少したら，ほぼ軌道にのったと考えてよいでしょう．軌道にのったら，途中で特別なことがなければ，そのまま続けられる可能性が高くなります．ちなみに右頁の図は筆者が行っていた減量教室の流れ（減量行動への導入）です．情報収集から個別面接を1〜2週間に集中して行っていました．

導入期は，問題解決を行いながらパートナーシップをより強くする

この間にパートナーシップ（関係性）のより強い確立と，困難な問題の解決や目標行動の修正を図ります．もし最初の計画どおりに進まなくても，柔軟に受け止めます．問題が生じたら，そこからがその問題解決への本番であると本人にも説明します．目標行動を実行したのか，しなかったのか．していないなら，何がネックでできないのか，実行しても減量しなかったなら，目標が適していなかったとみなして，再度目標をたて直します．この繰り返しが，本人の問題解決の能力を高めることにつながります．

順調な人では，危機の予測やストレス管理も課題にする

順調に計画が進んでいる場合も，旅行や宴会などの落とし穴が待っているかもしれません．油断をさせないようにしましょう．また，ストレスを上手に軽減させるリラックス法などは上級者に適しています．体重の変化だけにとらわれず，あくまで行動がどうなっているかに焦点をあわせることが大切です．

導入期としての目安は

- 最初の1か月はしっかりとサポートする
- そこでうまくいけば，持続できる確率が高い
- パートナーシップをより強くする
- 実行上の問題が生じたら，その解決を探る
- 計画どおりにいかなくても，柔軟に受け止める
- とりかかることに意義がある
- 実行しても，体重が減らないときは，目標を修正する

減量行動への導入

情報収集 → 講義 → 個別面接 → 実践

情報収集
①基本健康診査
②事前質問票
　体重の経過
　食べ方
　動き方
　食事記録

講義
①基礎知識
②習慣変容の必要性

個別面接
①目標行動設定
　食事・運動・空腹対処法
②セルフモニタリングの説明
③動機付け

実践
セルフモニタリング
　体重
　目標行動
　食事記録

▼

導入期が重要

減量による利益：何をどうすればよいか具体的に理解させる
7～8割できることをすればよいとする

Step 4 積極的支援

6 記録が嫌という人にはどうするか

Point

できれば全員に実行してほしいセルフコントロール法.
あれこれと説得してだめなら無理強いしない

指導者自身がセルフモニタリングの意義をよく認識しておきたい

「目標はわかったけれど，記録は面倒でつけたくない」という人も多くいます．行動を記録することはセルフモニタリングというように，自分を冷静に眺めて知ることです．わかっているようで，わかっていない自分の行動や癖に気づくことで，自分を励まして行動を変えやすくする効用があります．まず，このことを，指導者自身がしっかりと認識しておくことがのぞましいでしょう．

記録することに意義がある．様式にはこだわらず本人の自由にまかせてよい

自分を観察して記録することだけでも意義があるので，様式にはこだわらず，できる範囲で柔軟に対応します．本人の好きなスタイルで，自由に書きやすい様式を考えてもらってもよいですが，いくつかの具体的な様式を用意しておくと，イメージが明確になります．

面倒であれば２週間だけでも，と提案してみる．最初ほど効果が大きい

セルフモニタリングは，セルフコントロールの確実な手段です．たとえば，日記，家計簿，仕事の管理，時間の管理，ストレスのマネジメントなど，他のことにも応用できると説明します．それでもなかなかという人には，最低２週間だけでもつけてみて，それでも嫌ならまた考えようと提案します．最初ほど，効果が大きく出ます．絶対嫌という人には，無理強いしないほうが無難です．

記録が嫌という人には

- 指導者がセルフモニタリングの効用を理解する
- 様式は柔軟に，本人の好きなスタイルを選ばせる
- 他の行動に応用できることを説明する
- 最低2週間だけでも試してみることを提案する
- 絶対嫌なら，無理強いしない

目標行動の記録例

目　標	10/18	/19	/20	/21	/22
歩く（30分）	○	○	×雨	×雨	○
野菜を300gとる	○	△	×	△	○
朝食に牛乳を飲む	×	×	×	○	×
間食はおまんじゅう1個まで	○	○	×	○	×
ご飯は1食1膳まで	○	○	○	○	○
テレビ体操をする	○	○	○	○	×
			朝の牛乳をつい忘れる		疲れて体操ができなかった

（足達淑子．ライフスタイル療法Ⅱ（第2版）：医歯薬出版；2012より）

7 達成感を実感させるには

Point

実際の行動に着目し，良い変化を見逃さないようにして，積極的にフィードバックする

達成感は，その行動を励ます心理的な強化刺激になる

物事を成し遂げたという達成感も，行動を維持させ，強くする効果があります．これを心理的な強化刺激（強化子）といいます．予定した仕事がうまく進んだときは，気分が良く，次の仕事にも意欲的になるのと同じです．目標とした行動を実行し，長く続けてもらうためには，この達成感を上手に活用したいものです．

検査結果よりも，個々の行動で達成感を味わうほうが大切

減量や検査値の改善は，行動に遅れて生じる結果です．46頁で述べたように，人は直後の結果に影響されやすいので，細かな達成感をたびたび味わうほうがよいでしょう．そのためには，① 目標行動の点数化，成績のグラフ化などで，行動を自己評価させる，② 小さな変化に注目しそれをフィードバックする，ことが役立ちます．

ささいな変化は具体的な質問によって，気づくことも多い

注意深くたずねないと，ささいな変化には本人が気づいていない場合も多くあります．肩こり，睡眠，気分，暖かさ，食欲，生活の質の変化などを具体的に質問するとよいでしょう．また，途中で変化がみえにくくなる時期もあります．そんなときは，スタートラインを思い出してもらうことで，対象者自身が進歩を再認識できる場合もあります．

対象者にとっての強化子（ごほうび）をうまく使う

対象者自身が自分の行動を励ますようになれると理想的です．何がごほうびになっているかを意識させ，それを目標行動の実践の後にもってくると達成感が強くなります．

達成感を実感させるには

- 身体結果よりも行動に着目させる
- 行動を自己評価させる（点数化，グラフ化など）
- ささいな体調の変化，生活の変化を見逃さない
- 良かったことをしっかりとフィードバックする
- 中だるみが生じたら，最初の頃を思い出させる

楽しみとごほうび（心理的強化子）のみつけ方

非常に興味があるものに◎，かなり興味があるものに○，少しは興味があるものに△

□ テレビを見る	□ 音楽を聴く	□ 友人と話す	□ ゆっくり入浴する
□ 動物の世話	□ 映画を見る	□ 読書をする	□ スポーツをする
□ スポーツ観戦	□ 旅行	□ 庭いじり	□ カラオケに行く
□ 楽器を演奏する	□ ごろ寝	□ 散歩をする	□ テレビゲームをする

今ほしいものは？

してみたいことは？

（足達淑子．ライフスタイル療法Ⅱ（第2版）：医歯薬出版；2012より改変）

Step 4 積極的支援

8 がんばりすぎる人にはどうするか

Point

努力は認めながら，
無理な減量はリバウンドしやすいことを理解させる

緩やかな減量では物足りない人がいる．急に減量する人では無理をしていないかをチェックする

メタボリックシンドロームでは，月に1～2kg，半年で初期体重の5%と比較的緩やかな減量がのぞましいとされています．多くてもせいぜい1か月に4kg程度が最大の目安と思われます．ところが，なかには，過激な減食や運動にとりかかって，急速に減量する人がいます．こんな人には，無理は続かないことを理解してもらいます．

努力は評価しながら，体重維持の難しさを理解させる

そんな人には，「ずいぶんとがんばられましたね」と，まずはその努力に敬意を表します．そのうえで，その努力に水をささないように注意しながら，「今のまま，一生続けられそうですか」「体調で不都合はありませんか」などとたずねてみましょう．体重コントロールは短距離レースではなくマラソンであること，やせた後の体重維持が一番難しく，急激な減量はリバウンドしやすいという事実を思い出してもらうとよいでしょう．

完ぺき主義は長期的には難しい．ほどほどがよいことを納得してもらう

このタイプの人は，「全か無か」「黒か白か」という完ぺき主義になりがちです．完ぺき主義の人は，実行するときはがむしゃらにがんばりますが，逆にちょっとつまづくと投げやりになり，長期的には習慣の維持が難しい傾向があります．このような人では，過去にも失敗した経験があるかもしれません．もしあれば，それを参考に，どんなときにくじけそうかを予測して，そのときどうするかも，考えておいてもらうとよいでしょう．ほどほどがのぞましいこと，一生できる行動を続けるのが大切であることをわかってもらいます．

がんばりすぎる人にはどうするか

- 無理をしていないかを確認（一生続けられるかどうか）
- 以前の失敗経験があれば，それを生かす
- 急激な減量や習慣変化はリバウンドしやすいことを説明する
- 短距離ではなく，マラソンレースであることをわからせる
- 破綻しやすい状況のシミュレーションを行う

減量後の体重維持

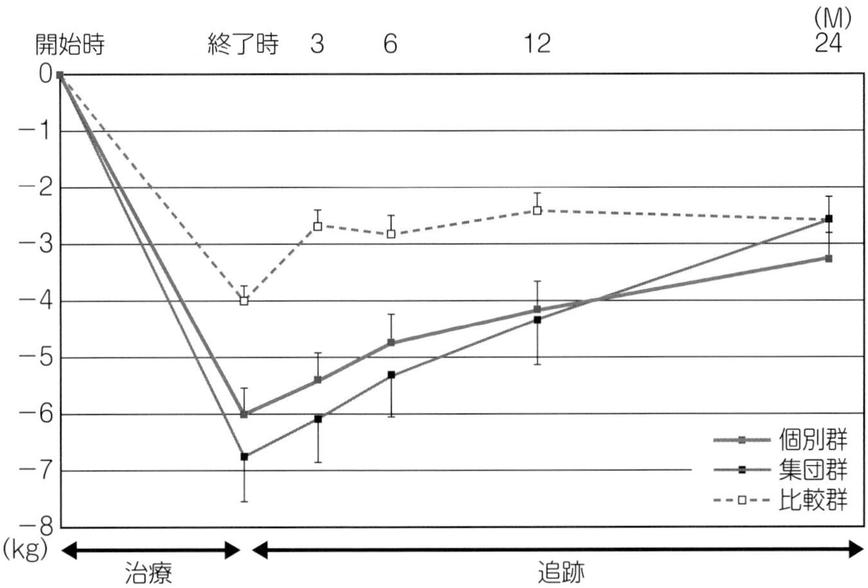

- 保健所での減量教室　半年で13回
- 行動療法群（個別群，集団群）では脱落率が比較群の1/3と少なく，減量効果が2倍と大きかった
- 急激に減量した集団群では，個別群，比較群に比べてリバウンド傾向が目立つ

（足達淑子．行動療法研究1989；15：36-55より改変）

9 たったこれだけと，がっかりする人には

Point
過剰な期待を抱かせないように注意して，今の努力をあきらめさせない

1か月に1kgでも減量できれば上出来であることを強調する

初めて減量に取り組んだという人にみられがちな反応です．こんなに努力しているのに，ほとんど体重が動かない，あるいは1kgしか減らなかった，という場合です．最初の1か月で実感できる減量が達成できないと，あきらめて，習慣も元に戻ってしまう人がいます．確かに1～2kg程度減量しても，外見も身体の軽さもほとんど変わりません．ですが，実際には1kgの脂肪は，相当な量となります．バターの箱や脂肪組織のモデルを示して，「これだけ減ったということですよ」と視覚にうったえてみましょう．

減量しなくても，検査値が改善する場合も多い．行動の結果が早めにフィードバックできるとよい

減量にいたらなくても，習慣改善で急速に血圧や血糖値，血中脂質などの検査値が改善する例も多くあります．1か月後，2か月後にその結果をフィードバックできれば，効果が実感できて，努力の維持につながりやすくなります．また，体重だけではなく，体調や生活の質が改善しているかどうかも確認できるとよいでしょう．

体重増加を止められれば，それも効果．やせることと維持が難しいことを理解してもらう

これまでじわじわと体重が増加してきた人では，増加がストップしただけでものぞましい変化といえます．この機会に，太るのは簡単だが，やせるのがいかに難しいかを身をもって理解してもらい，「最低でも，今より太らない」ように注意を促します．

たったこれだけという人には

- 1 kgの脂肪の量を実感させる（バターの箱など）
- 検査値の改善を数字で示す
- 体調の変化，生活の質の変化に気づかせる
- やせられなくても太らないことが大切だと伝える
- 努力の程度と結果を照らし合わせる
（太るのは簡単で，やせるのがいかに難しいかを理解させる）

視覚にうったえてみる

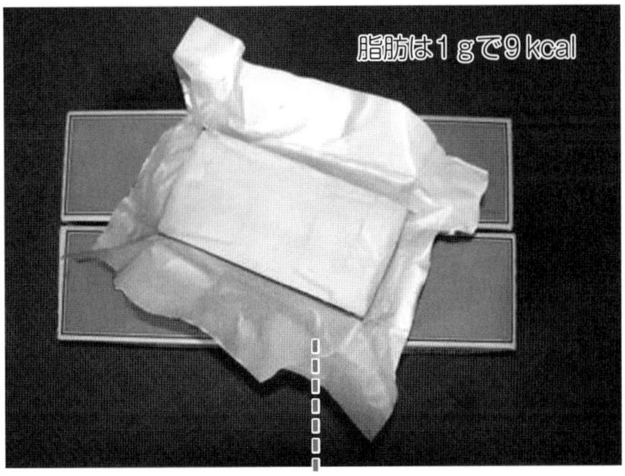

体重を1 kg分減らすには−7,000 kcal

バター800 gに相当

10 くじけそうな場面への対処法は

Point

どんなときに挫折しそうかを予測して対策を考えておく．これは仕事や生活の危機管理に通じるスキル

危険なときは病気やけが，生活の節目，環境の変化があるとき

「習慣を変える」ことは，だれにとっても一種のストレスです．そのためパワーが必要となります．滑り出しが好調でも，そのまま続くという保証はありません．異動になったり，家族構成が変わったり，生活をとりまく条件が変わるときは，40頁で述べたようにこれまでの習慣が変わるときです．良い習慣を身につける好機にもなりえますし，逆に，今までできたことができにくくなる危険もあります．一般的に，習慣が崩れるのは，病気やけが，生活の節目，季節の変わり目，年末年始や旅行などです．もし，本人に過去のつまづき経験があれば，それを今からの予防に生かしましょう．

過去の経験を，今後の問題解決に生かす．失敗しそうなときを予測する

どんなところで，くじけやすいか．失敗やリバウンドの経験があれば洗い出します．それによって，今後の危機をシミュレーションできます．そして，そんなときはどうするか，自分なりに問題解決法を考えてもらいます．これは消防訓練にも似た危機管理です．

外食，宴会，飲酒などの日常にも落とし穴が．ストレス対処法についても上手に助言を

大きな節目以外に，日常の外食，宴会，飲酒などにも落とし穴が多くあります．なかでも特に注意したいのは，心理面です．疲れすぎたり，落ち込んだり，ストレスフルなときはだれにもあります．指導者は，休息やストレス対処法についても対応できることがのぞましいでしょう．

体重の増減に一喜一憂すると，心理的に長続きしません．2～3kgの増減の幅をもって，そこから大きく逸脱しないように，長い目でみることを覚えてもらいます．

くじけそうな場面への対処法は

- 過去のつまづき経験を今後に生かす
- 危機はどんなところにあるかをシミュレーションする
(病気，けが，ライフスタイルの節目，季節の変化，社交，旅行など)
- ストレスや感情のコントロールにも注意する
- 一人で難しければ，仲間と一緒に
- 体重増減は小幅で修正

減量したいビジネスパーソンの悩み

- 帰宅が遅く，夕食が寝る直前になる
- つきあいで飲酒を減らせない
- 外食がほとんど
- 夕食後に，また食べてしまう
- 夜，寝られないので酒を飲む
- 気をつけているのに，少しずつ太る
- 体脂肪が多い
- 禁煙で，体重が増えた

(A社：体重コントロールプログラム参加者のアンケートより)

11 電話やメールのタイミングはどうつかむか

Point
電話は面接の次に濃厚なコミュニケーション．
でも相手の都合とマナーを重視したい

電話は面接に次いで，わかりやすいコミュニケーション手段

メールが主な連絡手段になりましたが，電話で直接声が聞ける利点は大きいものです．電話は，面接の次に濃厚なコミュニケーションです．準言語的要素，つまり声の調子で，気持ちや雰囲気をキャッチできます．ですから，電話を指導介入の手段とする場合も多いでしょう．初回面接で互いにどんな人かがわかっていて，あらかじめ用件を予測することができれば，電話でのスムーズなコミュニケーションが可能になります．

都合のよい時間帯の打ち合わせや事前のメールなどで効率をよくする

このように電話は良いコミュニケーション手段ですが，相手の都合がよくないと迷惑になることがあります．指導の初回面接の際に，今後のスケジュール予定と一緒に，都合のよい時期や時間帯をあらかじめたずねておくとよいでしょう．もし，メールが使えるなら，直前に電話の予告や具体的な時間の打ち合わせをしておけば，行き違いなどの無駄が省けます．また，メールは便利ですが，文章とプライバシー保護に注意が必要です．簡潔に要点をわかりやすくして誤解を招かないように気をつけます．

工夫しだいで相手の都合を優先できる．常識的なマナーは最低限守る

相手の都合にこちらがあわせることもできます．都合のよい時間に電話をかけてもらい，すぐにこちらからかけ直すという方法です．その場合も事前にこちらからの連絡が必要です．いずれにしても相手は，約束を覚えていないという前提で行うのが確実です．朝9～10時，夜10時過ぎなどの多忙な時間帯は，避けるのが常識です．また，どんな場合でも，今の都合がよいかどうかは必ず確認します．

電話をかけるタイミングは

- 相手の都合をあらかじめたずねておく
- メールで，電話を予告しておく
- 都合のよいときに，電話をもらってかけ直す
- 非常識な時間帯（早朝，夜など）は避ける
- 必ず今の都合がよいかどうかを確認する

コミュニケーション

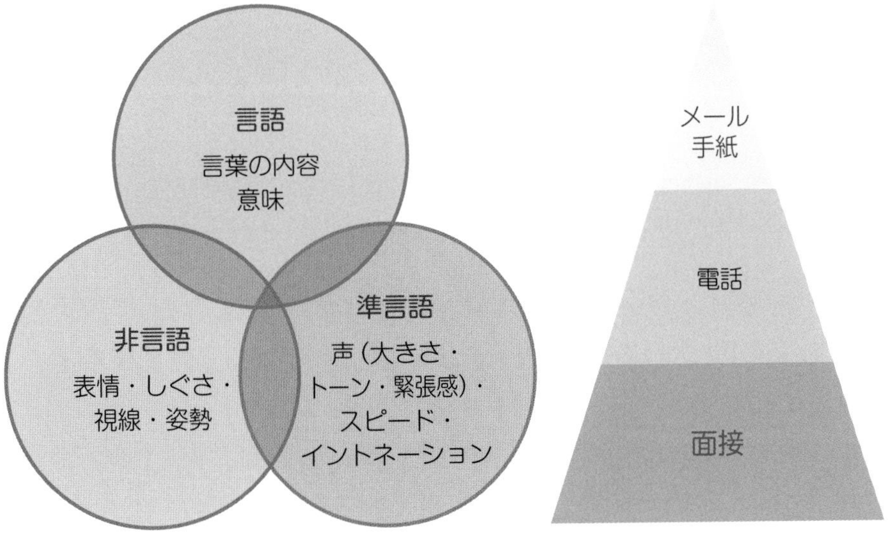

（足達淑子．栄養教育論（改訂第4版）：南江堂；2016より改変）

Step 4 積極的支援

12 その場ではやる気があるというが，実行にいたらない人には

Point
やる気がないと決めつけず，
今からできそうなことを一緒に考える

気持ちはあるが，移り気で状況に反応しやすいと考える

最初の対面指導では意欲がありそうだったのに，何も実行しないという人がいます．そんな場合も，驚いたり，腹をたてたりせずに，次はどうしたらよいかを考えたいものです．追跡に嫌がらずに応じてくれるようであれば，見込みがあります．決して「あの時」の言葉が嘘というわけではなく，ただ移り気で，その場の状況に反応しやすい人なのでしょう．

実際の行動と今の気持ちを確かめる．挫折した理由が問題解決の鍵になる

そんな場合は，具体的な行動について「何日かは試してみましたか」とたずねてみましょう．途中で挫折したなら，そのきっかけや理由が参考になります．まったくとりかかってもいないのであれば，もう一度最初に戻って，「この前決めたことは，今でも実行しようというお気持ちはありますか」と確認します．今の正直な気持ちをそのまま受け止めないと，前に進めません．

社会的サポートの活用，記録の提出頻度などを工夫する

やる気が確認できたら，次はどうしたら忘れずにできそうかを一緒に検討するとよいでしょう．家族や友人，同僚などの力を借りる，記録を１週ごとに提出してもらう，こちらからもこまめに連絡する，などが考えられます．通勤など，ふだん行っている活動にリンクさせた行動を簡単に記録させるのが，忘れずにできる秘訣となるでしょう．

その場限りで実行しない人には

- 気分の変わりやすさをスキルで補おうと提案
- どこまで挑戦したかをより具体的にたずねる
- どうしたらできそうかを一緒に検討
- 家族や友人，同僚と一緒にできることがないかを検討
- 記録の提出，確認の電話などでこまめに刺激
- 必ず行う行動とリンクさせる

目標行動・記録の実践状況にあわせた指導

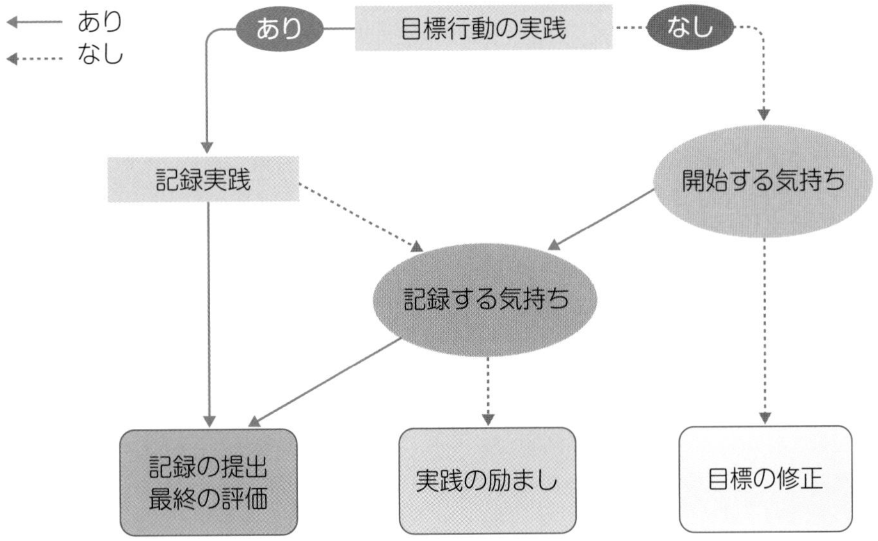

索引 INDEX

あ

アセスメント …… 42
案内文 …… 3, 15
意思決定 …… 50
意欲 …… 35
飲酒 …… 10, 11
インフォームドコンセント …… 82
運動 …… 60
エビデンス …… 20
オペラント強化 …… 46, 48

か

カウンセリング …… 68
学習 …… 80
完ぺき主義 …… 96
技術 …… 35
休養 …… 64
強化子 …… 49
教材 …… 56, 59
記録 …… 92, 104
禁煙 …… 13
グレーゾーンの人 …… 38
健康行動 …… 44
健康のイメージ …… 76
減量 …… 6, 98
減量効果 …… 21
減量行動 …… 91
効果 …… 80
行動記録 …… 87
行動の鎖 …… 50, 51
行動の結果 …… 98
行動変容 …… 34, 42, 55
行動変容支援 …… 36
行動変容指導 …… 23
行動モデル …… 50
コミュニケーション …… 58, 68, 103

さ

支援スケジュール …… 89
刺激 …… 48
刺激―行動―結果 …… 46
自己管理 …… 52
自己効力 …… 34
自己評価 …… 88
指導者 …… 36
社会的サポート …… 104
習慣改善支援 …… 17
主体性 …… 84
準備性 …… 39, 42, 70, 71
情報通信技術 …… 30
情報提供 …… 50, 52, 56, 66
初回面接 …… 82, 83
初回面接アルゴリズム …… 24
初回面談 …… 3
食事 …… 8
食事指導 …… 62
身体活動 …… 7, 60
心理的強化子 …… 95
睡眠 …… 9, 64
スケジュール …… 84, 85
ステップバイステップ …… 86
ストレス …… 65, 100
ストレス管理 …… 90
ストレス対処法 …… 100
生活習慣改善 …… 19
積極的支援 …… 50, 82
セルフコントロール …… 78, 92
セルフプログラム …… 23
セルフモニタリング …… 21, 82, 87, 92
全人的評価 …… 43

た

体重維持 …… 96, 97
対象者 …… 56, 84
達成感 …… 94
タバコ …… 12
知識 …… 35, 54
電話 …… 102, 103
動機付け支援 …… 50, 66, 82
導入期 …… 90
特定健診 …… 30

特定保健指導 …………………………… 30
努力 ………………………………… 96, 98

な

内臓脂肪 ………………………………… 52

は

パートナーシップ ………… 66, 84, 90
フィードバック ……………………… 44
保健指導 ……………………………… 2

ま

マナー ………………………………… 102
メール ………………………… 102, 103
メタボリックシンドローム
………………………………… 30, 52, 53
面接参加率 …………………………… 20
目標行動 ……………………… 72, 73, 86
目標行動の設定 ……………………… 21

問題解決 ……………………………… 104
問題解決法 …………………………… 86

や

やる気 ……………………………… 34, 74
やる気のある人 ……………………… 38
やる気のない人 ……………………… 38, 74
要点 …………………………………… 58

ら

ライフスタイル質問票 ………… 4, 5, 15
理解 …………………………………… 58

わ

ワークシート
………………… 2, 6, 7, 8, 9, 11, 13, 16

欧文

ABCモデル …………………………… 47

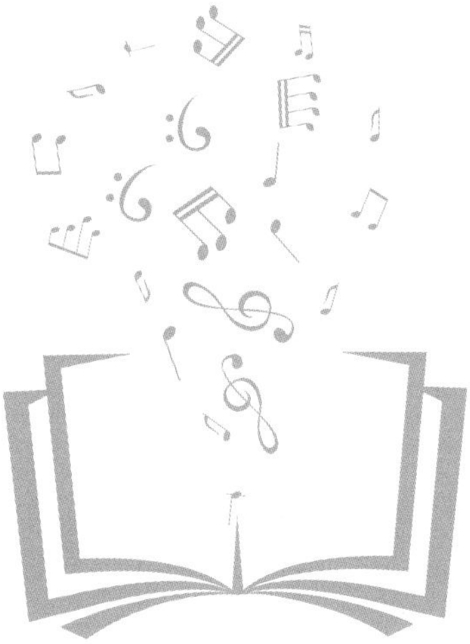